Thomas Hardtmuth

In der Dämmerung des Lebendigen

Thomas Hardtmuth

In der Dämmerung des Lebendigen

Hintergründe zu Demenz, Depression und Krebs

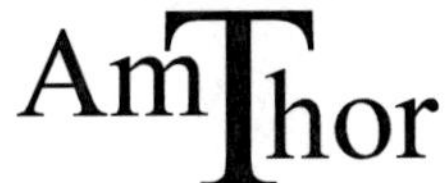

Umschlagillustration:
Thomas Hardtmuth

ISBN 978-3-934104-39-6

Printed in Germany

Inhalt

Vorwort 7

Einleitung 9

Formen der Demenzerkrankung 14

Synapsen-Plastizität und die Lebendigkeit des Gehirns 20

Was ist ein Organismus? 25

Zeit und Äther 28

Symbole und Gedächtnishohlräume 42

In der Dämmerung des Lebendigen - Demenz, Depression und Krebs 47

Zeitgeist - Zeitkrankheit 54

Zerebromanie 58

Zur Psychosomatik der Alzheimer Krankheit 64

Gehirnzeit 71

Sympathie und Gesundheit 80

Vorwort

Bei der vorliegenden Schrift handelt es sich um eine überarbeitete und erweiterte Fassung zweier Vorträge vom 22.7.09 im Rudolf Steiner Haus Heidenheim und am 14.1.2010 im Haus der Begegnung Ulm. Das lebhafte Interesse an der Thematik ließ eine schriftliche Zusammenstellung der dabei behandelten Aspekte sinnvoll erscheinen, zumal in den anschließenden Gesprächen vieles nicht ausreichend vertieft werden konnte.

Das ursprüngliche Thema der Vorträge hatte die Demenzproblematik in den Vordergrund gestellt, sodass diese im ersten Teil schwerpunktmäßig behandelt wird. Weiterführende Überlegungen haben aber zu der Einsicht geführt, dass man das Phänomen Demenz nicht isoliert betrachten kann und dass sogar der Verdacht nahe liegt, dass es sich bei der Depression und der Krebserkrankung um verwandte Erscheinungen handelt, zumal zwischen diesen drei Zeitkrankheiten auffällige Wechselbeziehungen bestehen.

Es gibt wohl nur wenige Krankheiten, bei denen das Verhalten der Betroffenen, der Angehörigen und der Therapeuten gleichermaßen von soviel Unsicherheit und Ratlosigkeit gezeichnet ist wie bei der Demenzproblematik. Die wirklichen Ursachen der Alzheimer-Erkrankung sind völlig unklar, der Umgang mit den Patienten ist schwierig und psychosozial belastend und die therapeutischen Ansätze bzw. Aussichten sind mager bis aussichtslos.

Krankheiten haben in gewisser Hinsicht immer einen Aufforderungscharakter, nämlich diejenigen individuellen und sozialen Lebensverhältnisse zu überprüfen, aus denen das Kranke möglicherweise hervorgegangen ist. Hierbei ist meist ein *neues* Denken gefordert, welches über den Horizont einer auf genetische, zelluläre und molekularbiologische Fakten beschränkten Wissenschaft hinaussieht (ohne sie dabei aus dem Auge zu verlieren) und den Blick frei macht für größere Zusammenhänge. Wäre dasjenige Denken schon entwickelt, welches aus der Krise herausführt, dann wäre die Krise erst gar nicht entstanden.

Einleitung

Eine 66-jährige Patientin hatte zusammen mit ihrem Mann nach seiner lang ersehnten Pensionierung eine komfortable Neubauwohnung fernab des bisherigen Bekanntenkreises bezogen. Die seit 43 Jahren bestehende, kinderlose Ehe wurde von Außenstehenden als unkompliziert, befriedigend, sehr eng und sich gegenseitig stützend beschrieben. Weitergehende Außenkontakte bestanden bis auf Bekanntschaften mit mehreren Ehepaaren nicht. Die neue, ebenfalls lang erwünschte Wohnung sollte zur „Verwöhnung" in der Alterssituation beitragen.

Kurz nach dem Umzug erlitt der gleichaltrige Mann einen Herzinfarkt und verstarb innerhalb von 2 Tagen. Kurze Zeit darauf wurde bei der Patientin ein Genitalkarzinom diagnostiziert, was vollständig operativ entfernt werden konnte. Die Frau erholte sich jedoch nur ganz allmählich und wurde apathisch nach Hause entlassen, wobei sie aufgrund fortbestehender Beschwerden fest davon überzeugt war, daß das Karzinom nicht vollständig entfernt wäre und die Ärzte ihr nicht die Wahrheit sagten.

Nach Berichten aus ihrer Umgebung lebte sie während der nächsten 2 Monate in ihrer komfortablen, neu bezogenen Wohnung wie in einer gläsernen Welt voller Spinngewebe, ohne dass es ihrem behandelnden Arzt, der betreuenden Sozialarbeiterin oder den Bekannten gelang, einen intensiven Kontakt aufrechtzuerhalten oder die Patientin zu neuen Interessen oder Aktivitäten zu bewegen. Dann wurde sie we-

gen allgemeiner Apathie, zunehmender Resignation und starkem Gewichtsverlust erneut ins Krankenhaus eingeliefert, wobei sich ihre Gedanken ausschließlich mit der als fortbestehend vermuteten Krebskrankheit und dem verstorbenen Mann beschäftigten. Nach weiteren 3 Wochen verstarb die 66-Jährige ohne Hinweis auf ein metastasiertes Karzinom oder eine andersartige Erkrankung im Obduktionsbefund. (20)

Wenn heute nach den Ursachen der modernen Krankheiten wie Krebs, Demenz und Depression geforscht wird, setzt in aller Regel die wissenschaftliche Fragestellung am einzelnen kranken Menschen oder, sagen wir besser, am Einzelorganismus an. Man fragt: Welche erblich genetischen Dispositionen bringt er mit? Welche Vorerkrankungen liegen vor? Welche Risikofaktoren (Bluthochdruck, Rauchen, Übergewicht usw.) bringt er mit? Lassen sich irgendwelche Stoffwechselstörungen finden? Welche Zellveränderungen sind festzustellen? Es wird versucht, die Krankheit aus dem einzelnen Mensch heraus zu verstehen oder so etwas wie die Demenz aus den Gehirnbefunden heraus zu erklären.

Als im 19. Jahrhundert Louis Pasteur (1822-1895) in Paris und Robert Koch (1843-1910) in Berlin den ursächlichen Zusammenhang von Infektionserkrankungen mit bestimmten Mikroorganismen entdeckt hatten, hat sich im medizinischen Denken die Doktrin von der spezifischen Ätiologie etabliert, d.h. es wurde postuliert, dass jeder Krankheit eine ganz bestimmte, einzelne Ursache zugrunde liegen müsse, die es zu entdecken und auszuschalten gilt. Die Annahme eines gestörten zellbiologischen *Mechanismus* als alleinige Ursache der Krebserkrankung lieferte das Argument für die Industrialisierung der medizinisch-pharmakologischen Forschung, wo in riesigen Laboratorien, kostenintensiv und profitorientiert, den menschlichen Pathologien im Reagenzglas nachgespürt wird.

Nun zeigt aber eine etwas differenzierte Betrachtungsweise, dass ein solcher Ansatz für ein wirkliches Verständnis der meisten Krankheiten nicht ausreicht. Was dabei nämlich unberücksichtigt bleibt, ist der Aspekt des psychosozialen Organismus. Einen Einzelorganismus kann man nur verstehen, wenn man auch die Umwelt und Mitwelt, auch die Zeit versteht, in der er lebt. Jeder Einzelorganismus ist immer auch integraler Bestandteil eines größeren Organismus. Jede Wiese, jeder Ameisenhaufen, jeder See mit seinen vielfältigen Lebensformen, aber auch jede menschliche Gemeinschaft besteht nicht nur aus Einzellebewesen, sondern ist immer ein mehr oder weniger symbiotischer Zusammenschluss verschiedener Organismen zu einem größeren Organismus. Ein Wald ist ein aus zahlreichen Einzellebewesen bestehender großer Organismus, dessen Gesundheit wie die des Menschen von vielen Faktoren und verschiedensten, hoch komplexen und fein ausgewogenen Gleichgewichtszuständen innerhalb von unzähligen Wechselbeziehungen abhängig ist.

Und die Frage nach dem Wesen des Organismus ist ja nach wie vor völlig ungelöst. Es ist die naturwissenschaftliche Zentralfrage schlechthin. Was organisiert die Teile zu einem Ganzen? Wie kommt es, dass in einem lebendigen Organismus alles mit allem vernetzt und funktionell rückgekoppelt ist? Warum schwingt der Organismus nach allen möglichen Störwirkungen immer wieder in stabile Gleichgewichtslagen ein, in bestimmte Rhythmen, in diese immer wieder wundervolle Angemessenheit, in der das Einzelne zum Ganzen steht – ja, was ist überhaupt Gesundheit? Ohne diese Fragen im Blickfeld zu haben, gibt es heute keinen vernünftigen Fortschritt in der Wissenschaft mehr, wir verlieren uns im Partikularismus, in einer Flut von unzusammenhängenden Einzelheiten, und es ist gerade die Demenz eine symptomatische Erscheinung dafür, dass das Bewusstsein und das Denken in ihrer heutigen Verfasstheit aus den großen, lebendigen Zusammenhängen herauszufallen drohen.

Wenn wir einen kranken Menschen vor uns haben und fragen, was denn diesem Menschen *fehlt*, dann bezeichnet uns schon diese Wortwendung des Fehlens, dass wir aus dem größeren Organismus, aus der Mitwelt etwas an ihn heranbringen müssen, was ihm eben fehlt; das kann im einfachsten Fall ein Stoff, ein

Nahrungsmittel, ein Vitamin oder ein Medikament sein, aber auch, dass wir ihm von außen Behandlung, Zuspruch und Hilfe anbieten, ihm helfen, sein Leben neu zu organisieren, ihn wieder motivieren und beleben, ihn wieder in Tätigkeit versetzen und ihn wieder gesund werden lassen. Der Mensch wird in erster Linie durch den Menschen geheilt – aber auch gekränkt. Das, was aus uns wird, das werden wir ja auch *zusammen*, und das, was wir geworden sind, zum Beispiel krank, das sind wir in gewisser Weise auch zusammen geworden.

Formen der Demenzerkrankung

Es sollen zunächst einige Daten und Fakten zur Demenzerkrankung aufgeführt werden, um die Aktualität und Brisanz dieser Erscheinung zu verdeutlichen. Wir werden dann im Weiteren ein paar Befunde zum Gehirn darstellen, die in diesem Zusammenhang von Bedeutung sind, und uns dabei insbesondere der vermeintlich schlichten Frage zuwenden, was eigentlich *lebendig* ist. Neben den äußeren Befunden soll auch das individuelle Befinden der Demenzkranken anhand einiger Beispiele charakterisiert werden. Zuletzt will ich dann auf den für die Demenz wesentlichen, den psychosozialen Gesichtspunkt eingehen.

Man kann davon ausgehen, daß die Alzheimer-Krankheit und andere Formen der Demenz in den kommenden Jahrzehnten die Nummer eins der weltweiten Volkskrankheiten sein werden. Nach Schätzungen der Weltgesundheitsorganisation werden bis zum Jahr 2050 etwa 100 Millionen Menschen betroffen sein.

Die Inzidenz (Neuerkrankungsrate) nimmt aufgrund der alternden Bevölkerung dramatisch zu. Die Zahl der über 60-Jährigen hat sich in den letzten 50 Jahren verdreifacht und wird sich in den kommenden 50 Jahren nochmals verdreifachen. Jenseits des 65. Lebensjahrs verdoppelt sich derzeit das Risiko, an einer De-

menz zu erkranken, etwa alle 5 Jahre, was bedeutet, dass in der Gruppe der 80-bis 85-Jährigen über 40% der Menschen an irgendeiner Form der Demenz leiden. Man darf aber nicht davon ausgehen, dass die Zunahme der Demenzerkrankung ausschließlich durch die Überalterung bedingt ist. Auch die sogenannte altersbereinigte Statistik zeigt eine deutliche Zunahme. Die Erkrankung tritt häufig schon zwischen dem 40. und 50. Lebensjahr auf. Der jüngste Fall mit einer Alzheimer-Demenz erkrankte mit 27 und verstarb mit 33 Jahren.
Bedeutend ist hierbei auch, dass zum Zeitpunkt der Diagnosestellung in der Regel bereits weit fortgeschrittene Degenerationen großer Teile des Gehirns nachweisbar sind. Rein organisch setzt also die Krankheit schon viel früher ein. Die Symptomatik kann von den Betroffenen meistens lange kompensiert und überdeckt werden, bevor sie offensichtlich zutage tritt.

Es gibt im Wesentlichen drei Formen der Demenz, was die organischen Entstehungsbedingungen betrifft. Noch vor gut 100 Jahren war die häufigste Form die progressive Paralyse, die im Gefolge der Syphilis als Spätstadium der Erkrankung auftrat. Dabei kommt es durch den Befall mit bestimmten Bakterien letztlich zur anatomisch sichtbaren Zerstörung des Rückenmarks und des Gehirngewebes. Friedrich Nietzsche litt an dieser Erkrankung und ist ja bekanntlich in völliger geistiger Umnachtung gestorben.

Nach Einführung der Antibiotika verschwand diese Form fast vollständig, so dass die Ursache dieser Demenzform eindeutig geklärt schien. Allerdings war durch den Einsatz der Antibiotika das Demenzproblem damit nicht beseitigt, denn es trat jetzt eine neue Form, die so genannte vaskuläre Demenz in den Vordergrund, die noch heute etwa 35% der Fälle ausmacht. Hierbei schien die Ursache in einer Degeneration der feinen Blutkapillaren innerhalb der Großhirnrinde zu liegen. Nach dem Zweiten Weltkrieg hat sich ja in der westlichen Zivilisation durch die moderne Lebensweise ein ganz neues Krankheitsprofil entwickelt; durch Bewegungsmangel infolge der allgemeinen Motorisierung, durch falsche Ernährung, Übergewicht, Rauchen und neue Formen von Stress in der modernen Arbeitswelt entstanden Bluthochdruck und verschiedene Stoffwechselstörungen wie Diabetes und Cholesterinprobleme in einem vorher nicht gekannten Ausmaß. All diese Erscheinungen münden letztlich in den ganzen Symptomenkomplex der Arteriosklerose (Gefäßverkalkung), die sich dann durch Herzinfarkte, Schlaganfälle und anderweitige Durchblutungsstörungen bemerkbar macht.

Die vaskuläre Demenz wurde also mit einem Durchblutungsmangel des Gehirns erklärt. Ein prominentes Beispiel war der frühere SPD-Politiker Herbert Wehner, der in den Medien immer als Alzheimer-Patient bezeichnet wurde, in Wirklichkeit litt der Pfeifenraucher Wehner an schwerem Diabetes.

Nun gibt es allerdings nicht wenige Menschen mit langjährigem Nikotinmissbrauch und Zuckerkrankheit, die zwar nachweisbare Hirndurchblutungsstörungen haben, aber keinerlei Demenzsymptome zeigen.

Kommen wir nun zu der heute vorherrschenden Demenzform, der Alzheimerkrankheit. Als Alois Alzheimer, der als Neurologe in München und später in Breslau tätig war, die Krankheit 1911 erstmals beschrieb, war diese Form der Demenz noch relativ selten. Es fiel nämlich auf, dass es Patienten mit Demenz gab, die weder eine Syphilis noch eine relevante Durchblutungsstörung in der Vorgeschichte hatten. Alzheimer untersuchte die Gehirne solcher Patienten nach ihrem Tod und fand innerhalb der Nervenzellen schollige Ablagerungen, die man damals als Drusen bezeichnete. Heute werden sie als Amyloidplaques bezeichnet, was man sich als eine Art Schlacke aus dem Eiweißstoffwechsel vorstellen muss. Zur Entstehung dieser Amyloidplaques werden neuerdings chronisch entzündliche Prozesse auf dem Boden von Autoimmunprozessen diskutiert. Alzheimer nahm an, dass es durch diese Ablagerungen zu einem Absterben der Nervenzellen und somit zu einer Degeneration der Großhirnrinde käme. Damit schien auch für

diese dritte Demenzform eine schlüssige Erklärung gefunden, die bis heute noch weit verbreitet ist.
Nun haben aber neuere Untersuchungen bestätigt, was Alzheimer 1911 bereits vermutet hatte, dass nämlich diese Amyloidplaques weder eine hinreichende noch eine notwendige Bedingung für die Entwicklung einer senilen Demenz sind. Die Drusen seien, so schreibt Alzheimer selbst, lediglich eine Begleiterscheinung der senilen Involution des Nervensystems (2). Es hat sich mittlerweile an zahlreichen Obduktionsbefunden zeigen lassen, dass es Menschen mit massiven Amyloidablagerungen im Gehirn gibt, die aber keinerlei Demenzsymptome aufweisen. Auch das Umgekehrte gilt, dass bei Patienten mit nachweislicher schwerer Alzheimer-Demenz keine überdurchschnittlichen Ablagerungen im Gehirn gefunden wurden. Einmal mehr war also die Hoffnung der Wissenschaftler enttäuscht worden, die Demenz monokausal aus einer spezifischen Ätiologie heraus erklären zu können.
Auch die Suche nach genetischen Ursachen blieb weitgehend erfolglos, nur bei 2% der Demenzpatienten konnte nachgewiesen werden, dass von ihnen pathologische Gene, die bei der Degeneration der Großhirnrinde eine Rolle spielen, auf die Nachkommen vererbt wurden. Vererbung spielt also bei der Alzheimer-Erkrankung eine verschwindend geringe Rolle, was ja auch für die Familienangehörigen von De-

menzkranken wichtig ist zu wissen. Erkrankte Eltern oder Großeltern erhöhen das Demenzrisiko ihrer Kinder nur unwesentlich.

Synapsen-Plastizität und die Lebendigkeit des Gehirns

Nun gibt es aber dank der modernen elektronenmikroskopischen Untersuchungsverfahren einen Befund, welcher für die Demenzerkrankung hoch spezifisch ist und bei allen Patienten nachweisbar ist und das ist der Untergang von Nervenzellverbindungen, den so genannten Synapsen, im Bereich der Großhirnrinde. Und dieser Befund eröffnet nun eine ganz neue Fragestellung, wenn es um das Verstehen der Demenz geht. Wir werden hierbei nämlich weg vom Organ Gehirn, weg vom Einzelorganismus hin auf die Um- und Mitwelt des Betroffenen verwiesen, in der er lebt und mit der er kommuniziert.

Wenn neugeborene Ratten allein in einer leeren grauen Pappschachtel aufgezogen und nach ein paar Monaten ihre Gehirne untersucht werden, dann findet man unter dem Mikroskop eine völlige Verarmung an synaptischen Verschaltungen der Gehirnzellen. Wachsen die Ratten dagegen in einer bunten und interessanten Umgebung auf, wo sie ständig mit verschiedensten Gegenständen in Berührung kommen, dann ist die synaptische Verschaltung der Gehirnzellen um ein Vielfaches erhöht.

Dieses Beispiel zeigt nur, dass alles, was wir tun, und was uns umgibt, unsere Umweltverhältnisse und unsere damit verbundenen Erlebnisse, Handlungen,

Eindrücke und Erfahrungen, *hirn-prägend* wirkt und nicht umgekehrt, wie das der neurobiologische Determinismus uns immer gerne einreden möchte, dass nämlich das Hirn den Menschen determiniert. Nein, wir sind in zunehmenden Maße, je mehr Bewusstsein für diese Dinge entsteht, die Erzieher unseres Gehirns und der Gehirne unserer Kinder.

Als Synapsen bezeichnet man die aktiven Berührungsstellen, die die einzelnen Nervenzellen untereinander haben. Jede einzelne der insgesamt etwa 100 Milliarden Nervenzellen in unserem Gehirn kann bis zu 20.000 solcher synaptischen Verbindungen zu anderen Nervenzellen in ganz variabler Weise aufbauen, wobei solche Verbindungen nicht einheitlich sind wie bei einem Computer, der nur ein Entweder-Oder, ein Ja oder Nein kennt, sondern in sich qualitativ plastisch modifizierbar.

Um dies anschaulich zu machen, kann man sich unsere Milchstraße vorstellen, die ebenfalls aus etwa 100 Milliarden Sternen besteht. Jeder einzelne dieser Sterne hätte etwa 20.000 Strahlen zur Verfügung, die er mit variabler Farbe und variabler Lichtintensität in einem bunten Spiel auf immer wieder andere Sterne der Milchstraße aussendet. Jeder Lichtstrahl, welcher dabei auf einen Stern einstrahlt, würde nun den ganzen Zustand und wiederum die ganze Ausstrahlung dieses Sterns in einer feinen Weise verändern. Auch die

Gesamtkomposition sämtlicher Sterne hätte dabei eine Rückwirkung auf jeden einzelnen Stern. Die Darbietung eines solchen Lichtspiels könnte Millionen von Jahre andauern, ohne dass sich dabei eine Konstellation auch nur einmal wiederholen würde, die Formationen wären immer neu. Rein mathematisch ist die Zahl der hierdurch möglichen synaptischen „Verschaltungszustände" in unserem Gehirn größer als die Zahl sämtlicher Atome des gesamten Universums.

Dieses unendlich variable Synapsenspiel ist der physische Abdruck für die grenzenlose Plastizität und Lebendigkeit dessen, was uns im Gehirn als Geist zu Bewusstsein kommt. Die Möglichkeiten dessen, was Inhalt des Bewusstseins sein kann, sind unbegrenzt. Jede Gehirnkonstellation ist wie jede Sternkonstellation immer eine einmalige, wie auch jede Situation, die wir erleben, nie in identischer Weise wiederkehrt. Gegenwart ist immer einmalig, das ist eine der bemerkenswertesten und zugleich wundervollsten Tatsachen des Lebens.

Dieses unendlich variantenreiche Spiel der synaptischen Verknüpfungen ist das, was die enorm hohe sog. Plastizität des menschlichen Gehirns ausmacht. Die Synapsendichte und Plastizität sind bei den Kindern am höchsten, weil diese noch mehr Phantasie und beweglichere, saftigere Bewusstseinsinhalte haben. Dieses bunte Funkelspiel im Gehirn bricht nun mit Beginn der Pubertät schwer ein; die Zahl der Synapsen geht dabei um bis zu 40% zurück, so dass die Pubertät, was die Lebendigkeit des Gehirns angeht, etwas Demenzartiges hat. Die Lernfähigkeit und die lebendige, bilderreiche Phantasiewelt trocknen etwas aus und ein ganz Ähnliches geschieht bei der Demenzentwicklung – das Gehirn verliert seine Lebendigkeit.

Nun ist ja das menschliche Gehirn entgegen der gängigen Vorstellung eigentlich biologisch nichts Besonderes; es sind weder besondere Zellen noch besondere Moleküle oder eine besondere Mikroarchitektur, die das menschliche Gehirn von einem Affengehirn unterscheiden – in ihren Gehirnen unterscheiden sich Mensch und Affe anatomisch am allerwenigsten (!) –, sondern es ist die Empfindlichkeit, eine feine Reagibilität und Resonanzfähigkeit, es ist eben eine besondere *Lebendigkeit,* die das menschliche Gehirn geistsensitiv macht. Das Menschengehirn ist so gesehen viel kindlicher, frischer und lebendiger als das Affengehirn! Affen altern mehr als doppelt so schnell wie der Mensch, was sich bis in die einzelnen Zellzyklen hinein nachweisen lässt. Die innere biologische Uhr der Affen läuft viel schneller ab, obwohl die genetische Übereinstimmung von Mensch und Schimpanse bei 99% liegt und damit zehnmal höher ist als beispielsweise die von Maus und Ratte. Schon neugeborene Schimpansen und Gorillas haben *alte* Menschengesichter. Woher der Mensch diese eigenartige Langlebigkeit und damit auch eine besondere Lebendigkeit hat, kann niemand beantworten, aber es hängt wohl mit seiner Rolle als Keimling der Evolution zusammen. Vor kurzem erst wurde ja der überraschende Tatbestand auch durch die Genforschung bestätigt, dass sich Mensch und Affe gerade in dem Organ am ähnlichsten sind, aus dem man für gewöhnlich die Sonderstellung des Menschen herleitet, in ihrem Gehirn! Neurobiologisch ist kein einziger Grund zu entdecken, warum ein Affe nicht denken können sollte (6).

Es ist also nicht eine spezifische Stoffwechselstörung oder ein spezieller Gendefekt, der der Demenz zugrunde liegt, sondern es ist die Plastizität der Synapsenbildung und damit die Lebendigkeit des Gehirns ganz allgemein, die bei der Demenz vorzeitig dahinschwinden. Affen sind so gesehen immer schon dement gewesen, nur sind sie es in geordneten Verhältnissen, im Kollektiv, wo es nicht so auffällt.

Was ist ein Organismus?

Wir müssen also die Frage nach den Ursachen der Demenz ganz anders stellen. Wir können nicht nach einzelnen spezifischen Ursachen im herkömmlichen naturwissenschaftlichen Sinne fragen, sondern wir müssen unsere Fragen nach dem Wesen des Lebendigen überhaupt stellen. Was ist eigentlich lebendig, was ist ein Organismus, was stellt den Zusammenhang der Einzelheiten in einem lebendigen System her? Das sind die wichtigsten Zeitfragen überhaupt, ob in der Wirtschaft, auf dem Felde der Sozialpolitik, in der Ökologie oder der Medizin; überall kann man beobachten, wie oft recht ineffektiv an Einzelsymptomen herumkuriert wird und das systemische Grundproblem dabei unberührt bleibt. Und deshalb ist auch die Demenz ein so brisantes Thema unserer Zeit, weil sich bei der Demenz dieses Nicht-mehr-in-Zusammenhängen-denken-können in seiner ganzen Pathologie offenbart. Demenz ist eine Krankheit des Bewusstseins und sie fordert uns auf, konfrontiert uns auf breiter Ebene, uns mit der Natur des Bewusstseins zu befassen. Die Demenz tritt gemeinsam mit einem breit geführten Diskurs über Geist und Gehirn im Zeitalter der sich rasant entwickelnden Datenverarbeitungstechnologien ins öffentliche Blickfeld, das ist wichtig zu bemerken.

Wir müssen also jetzt bei unseren Bemühungen, ein Verständnis für das Wesen der Demenz zu gewinnen, kurz innehalten und uns dem Begriff des Lebendigen zuwenden. Es liegt in der Natur der Sache, dass wenn wir über Demenz reden und unsere Rede einen Sinn haben soll, sie dann eigentlich schon eine therapeutische Rede sein sollte, d.h. wir müssten unsere Inhalte aus denjenigen Quellen schöpfen, die beim demenzkranken Menschen am Versiegen sind, aus den Quellen des Lebendigen sozusagen.

Wissen wir eigentlich, was lebendig ist? Trotz immenser Anstrengungen sind bis heute alle Versuche gescheitert, Leben zu erzeugen. Lebendiges geht immer aus Lebendigem hervor, man kann es nicht aus Totem herstellen. Erst vor kurzem ging wieder eine Schlagzeile – „Leben erschaffen!"- durch die Medien, nachdem der amerikanische Molekularbiologe Craig Venter bekannt gab, dass er den ersten künstlichen Organismus erzeugt habe, was aber mitnichten der Fall war; Venter hatte lediglich synthetisch hergestelltes Genmaterial, ein Natur-Imitat, in eine lebendige Zelle eingeschleust, was mit der *Erschaffung* von Leben aber nichts zu tun hat.

In jedem Bakterium laufen pro Sekunde etwa 150 000 verschiedene Stoffwechselvorgänge ab, die wir im Reagenzglas zwar analysieren und zum Teil auch rekonstruieren können, von deren übergeordnetem Organisationsprinzip wir aber überhaupt keine Vorstellung haben. Über viele Detail-Fragen können wir heute in der Wissenschaft vieles aussagen. Wie aber all diese Einzelheiten zu einem Ganzen organisiert werden, wer hier wie Regie führt, dass sich alles zu einem Ganzen fügt, das wissen wir nicht - das können wir heute noch nicht denken! Vor 2500 Jahren konnten die Menschen noch nicht *logisch* denken, das kognitive Verhältnis der Menschen zur Welt war mehr von Empfindungen, von Mythen, Bildern und Symbolen getragen, aber nicht von einem logisch analysierenden Verstand. Diese Fähigkeit wurde damals erst durch Aristoteles und andere griechische Vordenker eingeführt und es hat zwei Jahrtausende gedauert, bis diese Fähigkeit allgemein in der Menschheit verbreitet war. Heute ist das logische Denken eine allgemeine menschliche Fähigkeit geworden. In ähnlicher Weise stehen wir heute erst am Beginn einer langen Entwicklung, in der ein lebendig- organisches Denken zur Ausbildung kommen muss, weil wir sonst immer weiter in gewisse Degenerationserscheinungen hineingeraten. Viele Gegenwartsprobleme wurzeln in dem Umstand, dass die Dinge nicht in systemischen, lebendigen Zusammenhängen erfasst werden und Lösungen durch die Analyse von Einzelheiten gesucht werden, wo sie nicht zu finden sind.

Das Lebendige können wir heute noch nicht denken, wir können es noch nicht verstehen.

Zeit und Äther

In der anthroposophischen Geisteswissenschaft wird ja, um den ‚Organisator' der Lebensprozesse zu beschreiben, vom Ätherischen gesprochen - ein Begriff, der für das moderne Bewusstsein immer etwas schwer Verdauliches hat, ohne den wir aber auf Dauer nicht auskommen werden, weswegen wir ihn auch bewusst beibehalten wollen. Eine geisteswissenschaftlich erweiterte Medizin überwindet ein ausschließlich an physikalisch-chemischen Mechanismen orientiertes Kausaldenken, welches heute offensichtlich an seine Grenzen stößt.

Wenn wir jetzt im Folgenden, um das Demenzproblem und andere Krankheitsphänomene in der Gegenwart besser zu verstehen, eine Annäherung an dieses Ätherische versuchen, sei vorausgeschickt, dass menschliche Gesundheit und Krankheit auch von seelischen und geistigen Wirkungen abhängig ist, die wiederum über das Ätherische dem Leib vermittelt werden. Diese etwas differenzierteren Zusammenhänge darzustellen, würde aber den Rahmen des hier zu Behandelnden sprengen. Als *Bindeglied* zwischen Leib und Seele stellt das Ätherische die entscheidende Erkenntnisbrücke her. Man braucht sich nur einmal die große Konfusion vor Augen zu halten, die bei der Behandlung der Geist-Gehirn-Beziehung gegenwärtig zu beobachten ist, um die Notwendigkeit einer neuen

Wissenschaft vom Lebendigen einzusehen (7). Rudolf Steiner verwendet auch die Bezeichnungen Bildekräfteleib, Lebensleib oder *Zeitleib,* wobei die Worte hier weniger entscheidend sind, sondern mehr das, was sie beschreiben.

Wir können das Lebendige aus endlos vielen Perspektiven beschreiben, aber bleiben wir zunächst einmal beim Zeitbegriff (9). Warum spricht Steiner vom Zeitleib, um den Träger der Lebensprozesse zu beschreiben? Die Zeit ist ja in allen Lebensvorgängen von elementarer Bedeutung: Werden, Vergehen, Entwicklung, Rhythmus, das Lebendige ist von strukturierter Zeit durchsetzt – ein Stein ist das in dem Sinne nicht.

Zeit ist für jeden ein selbstverständlicher Begriff, aber bei genauerem Hinsehen ist das Wesen der Zeit gar nicht so einfach zu fassen. In einer jüngsten Ausgabe einer wissenschaftlichen Zeitschrift (3) wurde die Zeit als real existierendes Phänomen gar in Frage gestellt; vom Standpunkt der Physik sei sie eine blanke Illusion, weil kein methodischer Ansatz in Sicht ist, wie man die reine Zeit überhaupt erfassen könnte. Ich zitiere Vesselin Petkov, Physiker und Philosoph von der Concordia Universität Montreal:

„Das zu erkennen (dass es die Zeit objektiv überhaupt nicht gibt), *ist vielleicht die größte intellektuelle Herausforderung, mit der die Menschheit jemals konfrontiert wurde."*

So weit sind wir heute schon in der Wissenschaft gekommen, dass man real existierende Phänomene einfach wegdefiniert, nur weil bislang keine Methodik verfügbar ist, sie zu erfassen. Zuerst hat man auf diese Weise den Geist aus der Wirklichkeit eliminiert, weil keine Methode zur Verfügung steht, wie man Geist erfassen könnte. Dann waren es die Neurowissenschaftler, die das Ich und seine Willensfreiheit zur Illusion erklärt haben, weil auch hier kein methodischer Ansatz in Sicht ist, wie man so etwas wie ein Ich wissenschaftlich erforschen könnte; und jetzt ist die Zeit dran, die auf dem Seziertisch eines materialistischen Fundamentalismus quasi hingerichtet wird.
Vielleicht ist auch die Erfassung des Ätherischen die größte intellektuelle Herausforderung der Moderne, aber das ist anstrengend, weil dazu die mühsame Ausbildung ganz neuer Fähigkeiten erforderlich wäre. Wesentlich bequemer ist es, die Zeit einfach abzuschaffen. Wir wollen diesen wichtigen Punkt im Folgenden etwas verdeutlichen, weil ohne den Begriff des Ätherischen die Pathologie der Demenz nicht zu verstehen ist.
Man muss immer berücksichtigen, dass wir bei jeder Beobachtung von Phänomenen den bewussten und denkenden Beobachter *mit* im Blickfeld haben müssen, sonst zerbrechen wir den Kontext. Hierin liegt der große erkenntnistheoretische Schwachpunkt eines rein physikalischen Weltbildes, dass es das Denken und

das Bewusstsein als das die Wirklichkeit Beschreibende eigentlich nicht versteht – physikalisch gar nicht verstehen *kann* - und somit unberücksichtigt lässt. Eine objektive Wissenschaft, die das Subjekt eliminiert, spricht von einem ‚Draußen' ohne ‚Drinnen', beides bedingt sich aber naturgemäß, ohne Drinnen gibt es gar kein Draußen. Zeit erleben wir nämlich nur deshalb, weil wir eben einen Zeitleib haben. Gleiches wird von Gleichem erkannt (Goethe)! Insofern hat der eben zitierte Vesselin Petkov schon Recht, dass die Zeit als *physikalische* Größe nicht zu fassen ist.
Für gewöhnlich verankern wir ja die Zeit in räumlichen Vorgängen: in den Zeigern einer Uhr, in der Periodik von Sonne und Mond, in der Rhythmik des Pflanzenwachstums und der Jahreszeiten oder dass wir beim Blick in den Spiegel feststellen, dass wir einfach älter werden. Immer betrachten wir die Zeit anhand von Zustandsveränderungen der Gegenstände im Raum. Es fällt uns aber enorm schwer, einen Zeitprozess ohne seinen Abdruck im Räumlichen vorzustellen. Die Zeit ohne ihre räumliche Verankerung zu denken ist ebenso schwierig, wie das Ätherische zu fassen – es ist in gewisser Hinsicht nämlich dasselbe, weshalb Steiner auch vom Zeitleib spricht. Die Schwierigkeit ergibt sich daraus, dass wir aus der Gewohnheit einer mechanistischen Zeitauffassung nicht herauskommen. Ein Uhrwerk suggeriert uns einen mechanischen, einen toten Zeitbegriff. Die Zeit ist

aber nicht in der Uhr enthalten, sondern die Uhr legt ein fixierendes Raster vor die Zeit bzw. vor unser Zeiterleben und vermittelt uns die Illusion, sie sei wie aus einzelnen Einheiten oder Quanten zusammengesetzt. Die Zeit gehört aber zum Lebendigen, wie der Raum zum Physischen. Versuchen wir es durch folgende Vorstellung zu verdeutlichen: Wir beobachten zum Beispiel einen Löwenzahn, wie er in seiner Entwicklung einen gewissen Gestaltwandel durchmacht; wir sehen ihn als grüne Knospe mit den typischen Blättern, die sich dann zu einer gelben Blüte öffnet. Wir sehen, wie er sich wieder zusammenzieht und sich erneut als „Pusteblume“ ausdehnt. Das Denken ist nun gewöhnlich so organisiert, dass es diesen Gestaltwandel als Summation von Ist-Zuständen im Raum begreift. Das ist aber nicht richtig, denn das Wesen des Gestaltwandels liegt eben nicht in der Aneinanderreihung von statischen Zuständen im Raum, sondern in dem, was zwischen diesen Zuständen in der Zeit *wirksam* ist, in dem *Tätigen,* was den einen in den anderen Zustand überführt. Wir müssen das Tätige *an sich* in die Anschauung bringen, um zum Ätherischen vorzudringen. Wir müssen mit unserem Bewusstsein in die Zwischenräume des faktisch punktuell Feststellbaren eindringen.

Viele von Ihnen werden schon einmal Bilder einer Computertomografie gesehen haben, bei der der menschliche Körper wie eine in Scheiben geschnittene

Wurst in lauter einzelnen horizontalen Schnittbildern von oben nach unten dargestellt wird. Durch moderne Geräte ist es heute möglich, dass der Arzt an einem Bildschirm per Mausklick den Körper in jeweils 5 Millimeter Schichten durchscannt. Wir sehen dabei aufeinander folgende, zweidimensionale horizontale Querschnittsbilder des Körpers. Auch wenn wir die Bildsequenz wie einen Film schnell durchlaufen lassen, sehen wir nur einen dynamischen Formverwandlungsprozess in der zweiten Dimension, ohne dass wir dadurch zu einer Anschauung von der dreidimensionalen Raumgestalt gelangen, obwohl das einzelne Schnittbild zweifellos von der dreidimensionalen Form herstammt. Wir müssen uns gewaltig anstrengen, um aus diesen zweidimensionalen Schnittbildern zu einem unmittelbaren Bewusstsein der dreidimensionalen Anatomie zu kommen. Moderne Bildgebungsverfahren entlasten heute den Arzt durch so genannte 3-D-Rekonstruktionen, um zum Beispiel einen komplizierten Knochenbruch oder einen Tumor in seinen anatomischen Lagebeziehungen anschaulicher zu machen.

Wir sehen also die Schwierigkeit, von der zweiten in die dritte Dimension unmittelbar anschaulich überzugehen. Dieselbe Schwierigkeit haben wir nun beim Äther.

Verlagern wir unser Beispiel um eine Dimension nach oben und betrachten eine lebendige, dreidimensionale

Pflanzengestalt; analog zur Computertomografie können wir nun die Pflanze als eine dreidimensionale Querschnittsform betrachten, die von der vierten Dimension, nämlich der Zeit herstammt. Die einzelnen, momentanen Ist-Zustände der Pflanze sind wie Scheiben, die aus der Zeitachse herausgeschnitten sind. Wie wir den Körper durch die Röhre des Computertomographen schieben und ihn in einzelne, zweidimensionale Bildsequenzen zerlegen, so schieben wir die Pflanze entlang der Zeitachse und sehen in ihren jeweiligen Ist-Zuständen nur Sequenzen, die von einer vierdimensionalen Gestalt herstammen. Auch hier können wir uns mit etwas Mühe das Ganze im Zeitraffer als dynamischen Formverwandlungsprozess vorstellen. Aber noch viel mühsamer ist es, die vierdimensionale Pflanze sich unmittelbar zur Anschauung zu bringen. Eine 4-D-Rekonstruktion gibt es hier nicht, die können wir gewissermaßen nur in unserem eigenen Zeitleib herstellen, indem wir den Pflanzenwachstumsprozess in uns so nachbilden und nachschaffen, dass wir ihn in uns haben, wie eine andere Fähigkeit, die wir durch viel Übung erwerben.

Wie wir uns zum Beispiel beim Jonglieren selber zuschauen können, wenn wir es entsprechend geübt haben, so können wir auch den Äther zur inneren Anschauung bringen, wenn er sich in uns wie von selbst bewegt. Das war die tiefe, beglückende innere Erfahrung, die Goethe nach langjährigem Pflanzenstudium gemacht hat, die aber bis heute nur wenig verstanden ist. Er hatte bei seiner Entdeckung der Urpflanze das Gebiet des lebendig-organischen Denkens erstmals betreten.

Das Ätherische ist grundsätzlich das Zusammenhang Schaffende in der Zeit. Ohne Verständnis dieses Begriffs ist es überhaupt nicht möglich, die innere Tätigkeit in einem Organismus holistisch zu erfassen.
Es sind so viele Selbstverständlichkeiten im Leben, die wir im Alltag gar nicht zur Kenntnis nehmen, die uns erst bewusst werden, wenn sie einmal nicht mehr so sind, wie wir es gewohnt sind – zum Beispiel bei einer Demenz. Dass wir etwas als Ganzes erleben können, zum Beispiel eine Landschaft, einen Tagesausflug, ein Gespräch, ein Musikstück oder sonst ein Erlebnis, das ist für jeden so selbstverständlich, dass er in der Regel gar nicht darüber nachdenkt.
Die Gehirnforschung hat die größten Schwierigkeiten zu erklären, wie es kommt, dass wir einen Sonnenaufgang überhaupt als Ganzes erleben können. Abgesehen von der grundsätzlichen erkenntnistheoretischen Problematik der Geist-Gehirn-Beziehung gibt es keinen Gehirnbefund, der uns auch nur im Ansatz eine Erklärung dazu liefern könnte, wie das Ganze einer Wahrnehmung zustande kommt. Es wird vom sog. Bindungsproblem gesprochen, welches darin besteht, dass die unzähligen Einzelinformationen, die das Ge-

hirn beim Anblick eines Sonnenaufgangs verarbeitet, rein physiologisch nirgendwo in einen Zusammenhang gebracht werden. Die Bildverarbeitung in unserem Gehirn erfolgt dezentral in lauter separaten Arealen, wo Einzelmerkmale eines Bildes wie zum Beispiel horizontal, Farbe, Perspektive, Krümmung, Helligkeit usw. getrennt auf jeweils speziellen Regionen der Hirnrinde verarbeitet werden. Man spricht von der distributiven, d.h. verteilenden Organisation des Gehirns. Was bislang vergebens gesucht wird, ist ein so genanntes Konvergenzzentrum, welches die Einzelinformationen zu einem Ganzen zusammenführt, wie wir es erleben. Das Zusammenhang Schaffende in der Zeit, sprich das Ätherische ist im physischen Gehirn nirgends zu entdecken. In jüngster Zeit mehren sich allerdings, vor allem durch die Arbeiten von Wolf Singer, Hinweise darauf, dass das bewusste Erleben von Ganzheiten, was letztlich *Begriffe* sind, mit einer Synchronisation von Nervenzellerregungen, d.h. also mit einem *Zeitphänomen* zusammenhängt.

Es ist eine lohnende Übung, wenn Sie beispielsweise auf ihren Frühstückstisch blicken, sich jetzt nicht von allen möglichen Einzelheiten gefangen nehmen zu lassen, sondern darauf die Aufmerksamkeit zu lenken, was denn den Zusammenhang zwischen den Einzelheiten herstellt, warum wir überhaupt von einem Frühstückstisch sprechen können. Ein naiver Standpunkt würde argumentieren: Na ja, die Tassen, Teller,

Brötchen usw. stehen hier auf engem Raum zusammen und deshalb sehen wir sie als Frühstückstisch. Dieser Standpunkt macht dabei aber den Fehler, dass er sich selbst als Beobachter aus dem Kontext der Wahrnehmung eliminiert. Das Physische des Löffels im Raum hat aus sich heraus keinerlei Veranlassung, mit dem Physischen der Tasse in irgendeinen Zusammenhang zu treten, den stellt nur der Beobachter her, weil er einen Zeitleib hat, durch welchen die Dinge zusammenhängend er*lebt* werden. Die Matrix dafür, dass wir überhaupt etwas als Ganzes erleben können, ist unsere ätherische Organisation.
Wir müssen die Dinge aus dem Schlafzustand des Selbstverständlichen herausholen und das ist mühsam und anstrengend, solche elementaren Beobachtungen immer wieder zu machen, denn nur in solch tätigen Momenten kann man sozusagen ein Bewusstsein für das Ätherische entwickeln. Es lässt sich im herkömmlichen Sinne nicht denken, das Ätherische lässt sich nur er*leben.*

Ein Organismus lebt von der Zusammenhang stiftenden Wirkung des Ätherischen. Wenn wir ein abgetrenntes Körperteil wieder replantieren oder ein krankes Stück Darm entfernen und die Enden wieder zusammennähen, dann hat der Chirurg nicht die Heilung bewirkt, er hat nur die Vorraussetzungen zur Heilung geschaffen; das, was den durchtrennten

Darm wieder zusammenwachsen lässt, ihn wieder *in einen funktionalen Zusammenhang* mit dem ganzen Organismus bringt, das Schließen von Wunden im weitesten Sinne, beruht auf der Kraft des Äthers. Krankheit ist immer das Herausfallen eines Teils aus dem Ganzen, und es ist immer die Integrationskunst des Äthers, die Heilung herbeiführt. Vor lauter Selbstverständlichkeit bemerken wir das Ätherische gar nicht. Was kommt nicht alles wie von selbst wieder in Ordnung, weil wir es einfach vergessen oder überschlafen können. Es sind nicht nur die äußeren Wunden und Verletzungen, die durch den Äther wiederhergestellt werden, es „heilt" viel mehr, als uns bewusst ist. Aus der Schlafforschung wissen wir, dass in der Nacht, wenn unser Gehirn von allen Außenreizen abgeschirmt ist, sich dort erstaunliche „Aufräumarbeiten" abspielen. Die im Kurzzeitgedächtnis des Schläfenlappens gespeicherten Erlebnisse des vergangenen Tages werden im Schlaf gewissermaßen dem Frontalhirn zugespielt, wo sie noch einmal intensiv verarbeitet werden. Dabei wird quasi die Spreu vom Weizen getrennt, Wesentliches von Unwesentlichem und Bedeutendes von Unbedeutendem geschieden, wobei die wichtigen Dinge ins Langzeitgedächtnis übergeführt und dort konsolidiert werden. Alle nachhaltigen Lernprozesse und langfristigen Erfahrungen hängen mit dieser nächtlichen Hirnaktivität zusammen. Das Unwesentliche wird aus dem Kurzzeitgedächtnis aussortiert, um für neue Eindrücke wieder Platz zu schaffen. Wie unsere Bauchorgane das tagsüber Aufgenommene verarbeiten und das Unbrauchbare ausscheiden, so sondert auch unser Gehirn, welches ja schon rein äußerlich einem Darm-Konvolut gleicht, im Schlaf etwas ab, was wir als Traum erleben. Die Träume sind sozusagen die Exkremente des Gehirns. Auf diese Zusammenhänge hat schon im 18.Jahrhundert der Dichter Novalis (1772-1801) hingewiesen.

Die belebende und erfrischende Wirkung des Schlafes gründet sich hauptsächlich auf unsere ätherische Organisation, die uns jede Nacht wieder „heil" macht. Ohne Schlaf wird zuerst unser Nervensystem krank, und bei dauerhaftem Schlafentzug stirbt der Mensch (auch die meisten Tiere) nach wenigen Tagen.

Im Zusammenhang mit der zunehmenden Demenzentwicklung scheinen nun einige andere aktuelle Daten aus der Schlafforschung von Bedeutung zu sein. Die Menschen in den Industrieländern schlafen immer weniger und immer schlechter! Zu Beginn des 20. Jahrhunderts lag die durchschnittliche Schlafdauer der Deutschen bei etwas über 9 Stunden, 1991 waren es noch mehr als 8 Stunden und aktuell liegt der Wert bei 7 Stunden und 14 Minuten. Im Jahr 2009 erkrankten in Deutschland, England und in den USA 60 Prozent mehr Menschen an Schlaflosigkeit als 2005. In Österreich klagten Anfang der 90er Jahre 20 Prozent der

Bevölkerung über Schlafstörungen, heute sind es 75 Prozent (14).
Die lebendig-regenerativen Prozesse während des Schlafens sind unserem Bewusstsein entzogen, wie auch das Ätherische an sich für das moderne Bewusstsein schwer zugänglich ist. Aber es scheint eine Notwendigkeit in unserer Zeit zu liegen, den Sinn und das Bewusstsein für das Lebendige zu öffnen und zu schärfen, weil es uns sonst möglicherweise immer mehr abhanden kommt, nicht nur in Form von Schlafstörungen, sondern auch auf anderen gesundheitlichen Ebenen, wie im Folgenden noch zu zeigen sein wird.
Der Satz „die *Zeit* heilt alle Wunden" ist der unbewussten Erfahrung des Ätherischen entnommen.
Man kann ja die Dinge nur selbst gründlich beobachten, um zu erfahren, was gemeint ist. Wenn wir etwas über das Wesen der Demenz in Erfahrung bringen wollen und uns fragen, was eigentlich ein *Gedanke* ist, der ja zweifellos zum Lebendigen dazugehört, dann wird uns das Studium der Gehirnsynapsen und Aktionspotentiale dem Wesen der Sache nicht wirklich näherbringen. Aus was bestehen eigentlich Gedanken? Gedanken bestehen aus Äther, sie stehen zum Ätherischen im selben Verhältnis wie eine Schneeflocke zur allgemeinen Luftfeuchtigkeit: Gedanken sind gewissermaßen kristallisiertes, eingefrorenes Leben. Deshalb hat Aristoteles vom Gehirn als von einem

Kühlaggregat des Blutes gesprochen, eine Aussage, die einem heutigen Neurobiologen nur ein mitleidiges Lächeln entlockt, über die man aber lange nachdenken muss, um ihren tiefen Wahrheitsgehalt zu verstehen. Die allgemeine Luftfeuchtigkeit können wir nicht direkt wahrnehmen, erst wenn sich daraus durch Abkühlung eine Schneeflocke formt, dann wird sie uns bewusst. Und so liegt das Ätherische gerade nicht in den aktuell präsenten *Inhalten* des Bewusstseins, sondern in dem Kontinuum, innerhalb dessen sich die Bewusstseinsinhalte bewegen und aus dem heraus sie geformt werden. Das Ätherische ist insofern auch schwer erklärbar, es ist nie explizit, sondern immer die bewusstlos integrative Grundlage von Kontinuität und fließendem Dazwischensein. Wenn Rilke sagt *„Durch alle Wesen reicht der eine Raum"*, meint das nicht den toten physikalischen Raum als ausgespanntes Nichts zwischen den Dingen, sondern das stille feine Leben, das alles in einem großen Strom dahinträgt, *„verschworen im Zusammensein"*. Diesen Ausdruck hat der Philosoph Peter Sloterdijk, auf den wir noch zurückkommen werden, einmal gebraucht.

Symbole und Gedächtnishohlräume

Versuchen wir jetzt vor diesem Hintergrund, uns dem Phänomen Demenz weiter anzunähern.

Unser Gedächtnis ist der reinste Ausdruck für das Zusammenhang Schaffende in der Zeit, wodurch wir in einem Zeitkontinuum so selbstverständlich beheimatet sind. Dass beim Vorgang des Erinnerns alles wie an einem lebendigen Band aufgereiht erscheint, ist uns ja meist gar nicht bewusst. Dass beim Sprechen die Worte aus unserem Inneren hervorsprudeln wie aus einer Quelle, wissen wir erst dann zu schätzen, wenn diese Quelle einmal stockt oder zu versiegen droht. Das können nun die ersten Symptome einer beginnenden Demenz sein, wenn der Fluss der Worte abreißt.

Als nächstes zerbröckeln die Erinnerungen: „wo hab ich jetzt mein Auto geparkt?" – das passiert auch dem Gesunden, aber er kommt im Gegensatz zum Demenzpatienten meist nach kurzer Überlegung wieder darauf und er findet sein Auto wieder, beim Demenzpatienten hingegen ist die Erinnerung ausgelöscht. Es sind nicht nur Erinnerungslücken, sondern auch Wahrnehmungslücken, die solche Hohlräume im Gedächtnis hinterlassen. Anfänglich gelingt es den Betroffenen noch, diese Lücken als „Aussetzer" zu verharmlosen.

Ein älterer Herr erzählt von seiner Frau:

„Wir fuhren zum Einkaufen in die Hauptgeschäftsstraße. Dort fanden wir einen Parkplatz in Sichtweite zu dem Laden, in welchem Marianne einkaufen wollte. Der Einkauf war rasch erledigt, eine Tragetasche in der Hand trat sie wieder auf den Bürgersteig. Statt jedoch zurückzukommen und auf das Auto zuzugehen, wandte sie sich nach rechts in das Getümmel der Fußgänger. Sie war beim ersten dieser Erlebnisse rasch eingeholt und zurückgeleitet. Seltsam nur: Sie schien nicht gemerkt zu haben, was sie tat. Ihr war kein Verwundern über den Irrtum anzumerken; nur ein erfreutes Lächeln, dass der Ehemann ihr wieder zur Seite war. Solche Erlebnisse wiederholten sich ein ums andere Mal." (1)

Achten Sie beim Folgenden darauf, wie es immer der Verlust der *Zusammenhänge* im Bewusstsein der Demenzpatienten ist, der den Symptomen zugrunde liegt.
Im weiteren Verlauf der Erkrankung kommt es zum Verlust von Bedeutungszusammenhängen, was nicht selten zu gewissen Peinlichkeiten führt. Eine Mitarbeiterin erzählt der demenzkranken Ehefrau ihres Chefs, dass sie ihren Vorgesetzten nach mehrjähriger Zusammenarbeit immer besser kennen und schätzen gelernt habe. „Was, sie wollen meinen Mann küssen!?", war die spontane Reaktion. Hier werden Dinge in Zu-

sammenhang gebracht, die so nicht zusammengehören.

Nicht selten tritt im Verlauf der Alzheimer Erkrankung eine sogenannte Prosopagnosie auf; so nennt man in der Neurologie die Unfähigkeit, Gesichter zu erkennen. Ein Demenzpatient schaut in ein Gesicht, er kann da eine Nase, eine Lippe, eine Wange und ein Auge erkennen; dass es sich dabei aber um das Gesicht seines Nachbarn handelt, erkennt er nicht. Oder er betritt ein Zimmer, in welchem er Bett, Teppich, Regal und Lampe erkennt, er bemerkt aber nicht, dass es sein eigenes Schlafzimmer ist. Er kann das Ganze, die Zusammenhänge nicht mehr erkennen, weil das Zusammenhang Schaffende in der Zeit, sprich das Ätherische, in seinem Bewusstsein nicht mehr in der richtigen Weise wirksam ist.

Die tragischen Momente im Verlauf der Erkrankung treten dann auf, wenn die Betroffenen bemerken, wie in ihnen das lebendige Band der Wirklichkeit zerreißt.

Eine Frau erzählt von ihrem dementen Vater:
„Das Schwierigste in diesem Prozess fand ich immer wieder, finde ich auch heute noch, obwohl es nicht mehr so häufig auftritt, sind die Situationen, wenn er selber merkt, dass etwas nicht stimmt. Wenn er mitkriegt, dass er die Orientierung in der Zeit, am Ort nicht mehr hat. Wie entsetzt er dann ist! Das löste am Anfang ganz fürchterliche Angst aus, die Augen wurden weit aufgerissen, das Gesicht fiel

schlagartig zusammen, die Gesichtszüge drückten nur noch Angst und Entsetzen aus, Kopfschütteln und Äußerungen wie: „Ich verstehe überhaupt gar nichts mehr! Wie kann das denn sein!", völlig ratlos und hilflos uns anschauend und suchend." (1)

Solche Zustände treten auf, wenn die beschriebenen Selbstverständlichkeiten im Erleben zerbrechen, wenn unser Gewohnheits-Leib zerbricht – Gewohnheiten sind auch eine Funktion des Ätherleibes. Wir sind dieses permanente Durchflossen-Sein vom Äther so sehr gewohnt, dass wir ihn nicht mehr wahrnehmen und nur sein Fehlen mit Schrecken bemerken.

Nun gibt es zahlreiche Beschreibungen für die Symptomatik der Demenz: Gedächtnisverlust, Sprachverlust, Assoziationsstörung, Verlust der Abstraktionsfähigkeit und des logischen Denkens.
Joachim Bauer, Professor für psychosomatische Medizin an der Universität Freiburg, der viel über die Demenz geforscht und publiziert hat, nennt die Demenz den Verlust der Fähigkeit zur *Symbolisierung* der Welt (2, 24,25). Dieses Wort ist gut gewählt, es subsumiert nämlich unter einem Begriff das Wesentliche. „Symbol" stammt aus dem griechischen symballein (Zusammenfügen) und bezeichnete ursprünglich ein zwischen Freunden und Verwandten vereinbartes Erkennungszeichen, bestehend aus Bruchstücken, z.B. eines

Ringes, die zusammengefügt wieder ein Ganzes ergeben und dadurch die Verbundenheit ihrer Besitzer erweisen. Das Wort Symbol meint also nichts anderes, als einen Bedeutungszusammenhang im Raum und in der Zeit herstellen zu können, überhaupt einen Zusammenhang benennen zu können, und dafür ist die ätherische Organisation Voraussetzung – zur Symbolisierung der Welt, dass wir uns ein *Bild* von etwas machen können.

„Meine Welt um mich herum zerbröselt in Stücke" – mit diesem Zitat eines Betroffenen überschreibt Udo Baer in seinem Buch ‚Innenwelten der Demenz' das Kapitel über das subjektive Erleben der Kranken (1).

In der Dämmerung des Lebendigen – Demenz, Depression, Krebs

Demenz ist eine Erkrankung, deren Symptomatik sich im oberen Kopfmenschen, innerhalb des Bewusstseins und des Denkens abspielt. Was hier auf der Kopfebene auftritt als Verlust des zusammenhängenden Erlebens, als Erstarrung und Fragmentierung des Bewusstseins, als Zerbröckeln der Erfahrung und als Nicht-mehr-Fließen der Vorstellungs- und Erinnerungsbilder, kann auch auf anderen Ebenen der menschlichen Natur mit einer verwandten Symptomatik auftreten.

Was geschieht, wenn das Lebendige aus den Gefühlen weicht, wenn die Seeleninhalte erstarren und wie schwere und unverdauliche Brocken in unserem Gemüt liegen, wenn das belebende Zusammengehörigkeitsgefühl mit der Welt abreißt, wenn die Gefühle nicht mehr fließen und sich verwandeln, und all unsere Erlebnisse und Empfindungen mit der Dumpfheit und Trostlosigkeit des Leblosen durchsetzt sind? Dann sprechen wir von Depression, der Krankheit, bei der wir das Lebendige in uns nicht mehr *fühlen.*

Rein physiologisch-stofflich findet sich bei der Depression ein Mangel von Serotonin im Gehirn. Die meisten Antidepressiva zielen darauf ab, den Serotoninspiegel in den Synapsen des Gehirns anzuheben. Serotonin ist ein Hormon, welches hauptsächlich im

Darm gebildet wird und dort die peristaltischen Bewegungen der Darmmuskulatur antreibt, es bringt sozusagen Aktivität und Leben in die Verdauungstätigkeit. Im Gehirn wirkt Serotonin als Neurotransmitter, als Botenstoff. Auch hier bewirkt sein Mangel eine verminderte „Verdauungstätigkeit", bei der Depression werden die Seeleninhalte nicht mehr richtig durchbewegt, es kommt zu einer Art mentalen Obstipation, das Fühlen umkreist in einer ständigen Abwärtsspirale das Schwere und Unbewegliche und verbraucht sich dabei in seinen Lebenskräften. Das Hormon ist hierbei aber nicht die Tätigkeit, es vermittelt nur zwischen dem Seelischen und dem Körperlichen. Wenn jemand einen Wutanfall bekommt, mit rotem Gesicht und hohem Blutdruck, dann war das Adrenalin, was in diesem Fall ausgeschüttet wird, nicht die Ursache der Wut, sondern zuerst war das Seelische, die Wut, und danach das Adrenalin. So ist es auch bei der Depression.

Häufig geht eine anhaltende Depression als Erkrankung der Mitte des Menschen einer Demenz oder einer Krebserkrankung voraus. Wichtig zu unterscheiden von einer manifesten Depression sind Episoden von Niedergeschlagenheit, Antriebslosigkeit und Phasen von Traurigkeit und Melancholie, wie sie in jedem gesunden Leben vorkommen (müssen). Erst wenn solche Zustände unverändert über Wochen und Monate andauern und sich gewissermaßen in unseren Zeitleib

einprägen, dann wächst die Gefahr einer organischen Erkrankung und der Betroffene bedarf dringend einer psychotherapeutischen Behandlung.
Und auf der dritten, der leiblichen Ebene? Was passiert hier, wenn das Ätherische seine Wirkung nicht mehr entfaltet und sich das Physisch-Stoffliche in seiner Eigennatur zu sehr geltend macht? Das ist die Krebserkrankung. Lebendig-Sein auf der stofflichen Ebene heißt immer Aufbau, Entwicklung, Rhythmus, Wandlung, Abbau und Vergehen. All das macht eine Krebszelle nicht mehr, sie unterliegt nicht mehr einer bestimmten Zeitgestalt, innerhalb derer sie gewisse Entwicklungsstadien durchläuft, sondern sie verfällt in eine Entwicklungsstarre. All die verschiedenen Blutzellen beispielsweise gehen aus einer gemeinsamen Knochenmarks-Stammzelle hervor wie aus einem Mutterleib, wobei sie zunächst noch ganz kindlich undifferenziert sind. Sie durchlaufen dann gewisse jugendliche Reifungsstadien und differenzieren sich dann zu erwachsenen Blutzellen, die dann ganz bestimmte Aufgaben im Organismus übernehmen. Dann altern die Zellen und sterben nach einer bestimmten Zeit durch einen sog. programmierten Zelltod (Apoptose). Die Krebszelle entwickelt sich nicht weiter, sie bleibt plötzlich in einem jugendlichen, meist wenig differenzierten Stadium stecken. *Die Krebszelle verliert ihren Zeitleib*, ihre Chronobiologie wird chaotisch! Sie verhält sich wie ein Musiker in einem Orchester, der

seinen eigenen Dirigenten hat. Die Krebszelle fällt aus den übergeordneten Zeitstrukturen des Organismus heraus und erstarrt in einem fixierten Zustand, sie altert nicht mehr und sie verwandelt sich nicht mehr, sie verliert ihre sinnvolle Funktion innerhalb des leiblichen Organismus. Sie *stirbt* auch nicht mehr, worin paradoxerweise gerade das eigentlich *Tödliche* der Krebserkrankung liegt, sondern wuchert nur noch als Stoff ohne Form und ohne sinnvolle Funktion. Es bilden sich parasitär „egoistische" Herde im Körper, die aus dem Kontext des Ganzen herausfallen und nur noch schmarotzend das Leben aus dem Gesamtorganismus heraussaugen (5).

Man braucht nicht viel Phantasie, um diese Pathologie auch in anderen aktuellen Zusammenhängen zu entdecken. Wir dürfen heute nicht nur von wirtschaftlicher *Depression* sprechen, sondern müssen auch den Begriff des *sozialen Karzinoms* (18) einführen, wie er sich im gegenwärtig parasitären Wirtschafts- und Finanzleben so anschaulich entwickeln lässt. Es ist eine ergiebige Übung zur Ausbildung des organischen Denkens, sich einmal vergleichend die Pathologie des medizinischen und des sozialen Karzinoms vor Augen zu halten.

Es sei noch auf einen weiteren, interessanten Aspekt von Krebs und Demenz hingewiesen. Vor kurzem wurde in einer neurologischen Fachzeitschrift (12) eine bemerkenswerte Studie veröffentlicht, bei der ein unerklärlicher Zusammenhang der beiden Krankheiten nachgewiesen wurde; an 3000 untersuchten, über 65-Jährigen Patienten konnte gezeigt werden, dass beim Vorliegen einer Alzheimer-Erkrankung das Krebsrisiko um 69% vermindert ist und es umgekehrt bei Patienten mit einer bestehenden Krebserkrankung signifikant seltener zum Ausbruch einer Demenz kommt, d.h. das Risiko für einen Krebspatienten, an einer Alzheimer-Demenz zu erkranken, ist um 43% vermindert.

Ähnliche Wechselbeziehungen gibt es auch bei anderen Krankheiten; so sind Patienten mit einer Schizophrenie so gut wie nie von einer rheumatoiden Arthritis oder anderen Autoimmunerkrankungen betroffen, und interessanterweise mehren sich in letzter Zeit Hinweise, dass bei der Schizophrenie ein Autoimmunprozess im Gehirn vorliegt.

Dies soll nur verdeutlichen, dass sich ein und dieselbe Problematik auf verschiedenen Ebenen unterschiedlich ausleben kann. Die Pathologie des *Herausfallens aus den lebendigen Zusammenhängen* hat sich beim Karzinom im Stoffwechsel verbraucht, sodass der kognitive Bereich verschont bleibt und umgekehrt. Die Krankheit befällt immer zuerst das konstitutiv schwächste Organ.

Demenz, Depression und Krebs haben eine gemeinsame Signatur; die Zeitgestalt und die Plastizität des Denkens, des Fühlens und der zellbiologischen Prozesse gehen verloren, auf allen drei Ebenen kommt es zu Stagnation, Unbeweglichkeit und Erstarrung. Im anthroposophischen Kontext kann man auch von ahrimanischen Wirkungen sprechen (4).

Geist* - Demenz
Seele - Depression
Körper - Krebs

Die drei Krankheiten sind auch die Dominierenden in der Moderne. Die Krebserkrankung nimmt nach wie vor zu und wird nach Schätzungen der WHO in der Todesursachenstatistik bald die Nummer eins sein. Die dramatische Entwicklung bei der Demenz hatten wir beschrieben, und die Depression, die auch immer mehr junge Menschen befällt, ist mittlerweile einer der häufigsten Gründe für Fehlzeiten am Arbeitsplatz! Es sind also nicht mehr wie vor wenigen Jahren noch Husten, Schnupfen und Kreuzschmerzen die häufigsten Ursachen dafür, warum die Leute zuhause bleiben, sondern die Depression. Laut dem statistischen Bundesamt in Wiesbaden sind die Behandlungskosten für Demenz und Depressionen von 2002 bis 2008 um 32% gestiegen, das ist der doppelte Zuwachs wie bei

---

* Geist wird in diesem Zusammenhang nicht als transzendenter Geist im Sinne des englischen Begriffs „spirit", sondern als denkender Geist oder Verstand im Sinne des englischen Wortes „mind" verstanden.

anderen medizinischen Heilbehandlungen. Der Verbrauch von Antidepressiva ist in den letzten 10 Jahren um 113% angestiegen. Ein ähnlich rasanter Zuwachs ist beim ‚Burn-out-Syndrom', bei Angst- und Panikstörungen zu verzeichnen.

Angesichts dieser Entwicklung müssten wir schon etwas stutzig werden; was lebt in unserer Zeit, was uns nicht mehr richtig leben lässt?

Da könnte man zahlreiche Gründe anführen, aber im Grunde genommen ist es, auch wenn es vielleicht simplifizierend klingt, der Egoismus, der zur Fragmentierung des geistigen und des sozialen Organismus führt. Es ist nicht mehr die Wahrheit des Lebens, die heute gilt, sondern die Gewissheit des Selbstbewusstseins, die eigene Meinung, die sich immer mehr Raum verschafft, die sich im allseits legitimierten Wettbewerb durchsetzt und sich Vorteil und Vorsprung sichert. Die Inhalte treten in ihrer Bedeutung heute weit zurück gegenüber dem Selbstbewusstsein, mit dem sie auf dem Meinungsmarkt angepriesen und verkauft werden. Nichts ist zu schade, als dass es nicht zur Aufblähung des Selbstbewusstseins missbraucht werden könnte. Der Egoismus ist die Kraft, die zur Fragmentierung des psychosozialen Organismus führt.

Zeitgeist und Zeitkrankheit

Volkskrankheiten wie Krebs, Demenz und Depression sind immer auch Zeitkrankheiten und sie haben eine innere Beziehung zum Geist einer Zeit. Zeitgeist und Zeitkrankheiten haben eine gemeinsame Pathologie und ohne diesen Zusammenhang zu spüren kann man die genannten Krankheiten in ihrem epidemischen Auftreten nicht verstehen.

Wir hatten das Zusammenhang Schaffende in der Zeit als Wesensmerkmal des Lebendigen beschrieben und ich möchte, anstatt intellektuell über unser Gehirnzeitalter zu reden, ein meiner Ansicht nach sehr treffendes und tief spürendes Gedichtes zitieren, welches Peter Sloterdijk in Anlehnung an Rilkes Duineser Elegien verfasst hat. Er legt hierbei den Finger an den Puls einer Zeit, die das Gespür für das lebendige Ganze, für den lebendigen Kosmos zu verlieren und in egoistischer Isolation seelisch zu erkalten droht:

Immer unter selbstgebauten Dächern zu sein heißt
Gefangener einer gewesenen Freiheit werden.
Den gestirnten Himmel, ach, haben wir heimgeschickt
zu einem fernen Gott,
den es schon reut, uns geliebt zu haben.
An seine Stelle setzen wir Gewölbe aus Stolz und Vorsicht.
Wo einst Verstrebungen sich zwischen Sternen spannten,
stehn jetzt die Fachwerke kühner Eisenkunst.

Geheimnislose Gläser vertreten das hohe Blau,
Wände aus eigener Hand stellen den Horizont hin.
Als solle das Universum enden,
wo das Menschenwerk seine Grenze erreicht.
Nun gibt es auch für Menschen nur noch Stäbe,
Und hinter Millionen Stäben keine Welt.
Einst, draußen freilich, im alten Freien,
das in Jahrtausenden um uns wuchs,
da auch kein Ingenieur mehr Macht besaß,
als ein kleines Tier hat,
das immer die Übermacht des Offenen fühlt,
wenn es den Spuren in der Nähe nachgeht,
draußen, sage ich, und damals, war es die reine
Wahrheit, als der Vers mir sprach:
durch alle Wesen reicht der eine Raum.
Die Dinge alle fand ich dort verschworen zum
Zusammensein.
Alles Seiende schwankte an seinem Ort unmerklich im
selben Hauch.
Und wie ein Wind, der das Haus des Sommers
verlassen hat, um den reicheren Herbst zu bringen,
ging das Füreinanderdasein durch die Körper der
getrennten Dinge.
Der Raum, der eine, herrschte als der herrliche
Versammler,
der mitteilsamste Gott, der Seelen austeilte an alle,
so wie Geschenke verstreut werden ins Volk
bei Fürstenhochzeiten,

damit sich auch die Ärmsten ihren Teil mitnehmen.
Atmend wie Zwillinge standen die Schuhe der Bäuerin vor dem verdunkelten Zimmer,
der Hammer war noch warm von wertvoller Arbeit,
wenn er nachts in der Werkstatt lag,
nicht anders als die Sichel, die leise glühte vor Nützlichkeit,
lang nach der Ernte, bis zum Winter.
An jedem tätigen Morgen floss Seele von den Griffen der Werkzeuge
in die Hände derer, die mit solch ruhigem Hausrat
ihre Wohnstätten teilten,
so wie verwitterte Männer das Bett teilen
mit dem unaussprechlichen Duft der nachgiebigen Frauen.

Jetzt aber hat ein Schicksal uns aus dem Beseelten vertrieben.
Alles Erworbene, rief ich, bedroht die Maschine.
In einer Maschine leben wir,
und Inneres ist dem Außen gleich,
als ob die Seele nur ein Abgas wäre, das lästig einem lauten Motor entströmt.
Die Dinge rollen sich in sich ein, käuflich und kalt,
wie kranke Mädchen, die vergessen haben,
was Liebe, Blumen
und was Jahreszeiten sind.
Wo Seelen lebten, ist Frechheit eingezogen.
Die ahnungsvollen Tiere
hängen, erkaltetes Fleisch, enttäuscht in den Vitrinen.

Diese hohen Lebendigen, die frühen Mitwisser
unseres Daseins,
haben aufgehört, uns anzusehen,
so daß uns jetzt die Zeugen fehlen, die hätten
schweigend wach beeidigen können, daß wir, gleich ihnen,
am Leben sind, so weit,
so weit ins Innen horchend.
Einen Preis trägt nun alles, was in der Hallenhelligkeit ver-
einzelt liegt,
jedes verschlossen in seine Entseelung.
Jedes Ding schreit uns zu, wie jung und wichtig
es ist, so geil wie Billiges, das teuer tut.
Ach, das Ding findet heute seinen Menschen nicht mehr.
Käuflich sein heißt ja: das Zugehören zum
Lebendigen verlernt haben,
und kaufen bedeutet Sachen leichthin zu sich laden,
wie Gäste für ein einziges Mal, die man begrüßt, benutzt
und niemals wieder ansieht.

Peter Sloterdijk (16)

Die Alzheimer Erkrankung macht uns wie keine zweite auf ein Zivilisationsproblem aufmerksam. Die Überbewertung und Hypertrophie all dessen, was mit der kopfig intellektuellen Leistungsfähigkeit zu tun hat, mit dem faktisch logisch Kalkulierbaren und rational Beherrschbaren. Ein Blick in andere Kulturen würde unserer westlichen Turbogesellschaft vielleicht ganz gut tun, dort ist das Demenzproblem weit geringer, dafür haben die Menschen mehr Zeit. Erst vor kurzem sind einige Studien über die große Bedeutung der Muße für unsere hirnorganische Gesundheit veröffentlicht worden (12).

Wir leben in einem zerebrozentrischen, völlig entspiritualisierten Zeitalter, in dem das Gehirn zum König der Organe hochstilisiert wird, es wird zur Chefetage des Organismus erklärt, zur zentralen Datenverarbeitungs- und Kommandozentrale. Was früher das Erhabene war, die Ästhetik des Höheren, der Himmel mit seiner verbindlichen Heiterkeit und seinen inspirierenden Sphären, all das verschwindet heute in diesen drei Pfund Eiweiß, aus denen aller Geist und alle Wirklichkeit hervorgehen sollen. Es ist fast schon zynisch, mit welcher Überheblichkeit und Selbstsicherheit manche Hirnforscher heute alles Spirituelle zu einem biochemischen Hirnprozess zusammenschrumpfen lassen. Stichworte wie „Der Mensch ist sein Gehirn“ oder „die Wirklichkeit entsteht im Gehirn“ sind häufig zu hörende Glaubensbekenntnisse und zeugen von einem fatalen Missverständnis des Gehirns, wonach diesem die Funktion einer zentralen Steuerungseinheit, einer obersten Kommandozentrale im Organismus zukommen würde. Kein lebendiger Organismus auf dieser Welt besitzt eine zentrale Steuerungseinheit, man kann ihn nur als Ganzes innerhalb seiner Mit- und Umwelt, innerhalb von größeren Lebenszusammenhängen verstehen und nicht als ein System, das nach dem Prinzip von Befehl und Gehorsam arbeitet. Diese Sichtweise entspringt einer Psychologie der Unterwürfigkeit unter eine hierarchische Weltordnung, aber nicht der biologischen Wirklichkeit. Ein Organismus ist immer integrativ, nie hierarchisch strukturiert.

Zum Zerebrozentrismus gehört alles, was mit Kontrolle, Steuerung und ‚Im Griff haben‘ zusammenhängt, als ob die Welt da aufhören würde, wo der eigene Kontrollbereich endet. An der Stelle, wo die eigentlichen Fragen des Daseins erst beginnen, in der *Übermacht des Offenen*, setzt die Willkür des Selbstbewusstseins ein und zimmert sich ihr eigenes Weltbild zurecht. Jede Keksfabrik hat heute schon ihre eigene Firmen-*Philosophie* – der trostlose Abgang eines einst hehren Begriffs.

Das Gehirn ist heute ein vergewaltigtes Organ, weil man ihm eine Rolle aufnötigt, die gar nicht seiner Natur entspricht, und die Demenz ist ein Resultat dieser chronischen Vergewaltigung, die schon im Schulalter beginnt; was müssen die Kinder alles in sich hineinpressen an blutleeren Inhalten und starren Formalismen. Anstelle von entwicklungsfähigen, lebendigen Bildern bekommen sie Definitionen, Abstraktionen und Fertigpackungen serviert. Wenn wir eine sinnvolle Demenzprophylaxe betreiben wollten, dann müssten wir in der Schule ein Fach einführen, wo den Kindern die Kunst des richtigen Fragens beigebracht wird, wo sie all das lernen, was man heute eigentlich nicht weiß, das ist nämlich das allermeiste, wenn man nur ehrlich ist. Wir müssten im Umgang mit den Kindern ein Bewusstsein dafür entwickeln, dass Klugheit, Intelligenz und geistige Lebendigkeit sich durch die Art des Fragens ankündigen und bemerkbar machen und weniger dort, wo brav auswendig gelernt wird. Anstatt die Kinder und Jugendlichen dort mit Antworten vollzustopfen, wo nie eine Frage war, wäre es für ihre spätere geistige Gesundheit viel dienlicher, das zu erhalten, was in ihnen so reich veranlagt ist und was uns heute so fehlt – Plastizität und Weltoffenheit! Es sind die offenen Fragen, die vielen großen Rätsel dieser Welt, die den Geist beleben, die das Gehirn in Form bringen, nicht die Antworten.

Nach einer Studie der Universität Hamburg-Eppendorf (27) leiden heute bereits 25% der Kinder und Jugendlichen bis 18 Jahre an Depressionen und übermäßigen Ängsten mit steigender Tendenz. Bis zur vierten Klasse haben schon 10% der Kinder somatoforme Störungen wie chronische Kopf- und Bauchschmerzen, was die Eingangssymptome für spätere chronische Krankheiten sind. Die Hauptursache für diese Entwicklung liegt in dem wachsenden Leistungsdruck mit entsprechenden Versagens- und Versetzungsängsten, die Kinder und Eltern in gleichem Maße in chronischen Stress versetzen, häufig zu schweren Konflikten und Beziehungskrisen führen und alle Beteiligte von sinnvollerem Tun abhalten. Anstatt dieses marode, völlig verkopfte Schulsystem des 19. Jahrhunderts endlich nach den Erkenntnissen moderner Pädagogik grundlegend zu reformieren, werden enorme Summen in den Ausbau der Kinder- und Jugendpsychiatrien investiert, allein in Baden Württemberg 40 Millionen Euro in den letzten 10 Jahren (10).

Es gibt noch eine Krankheit, die allgemein noch nicht so bekannt ist, die sich aber in unserer Kultur immer mehr breit macht. Ich würde diese Krankheit mit dem Name Zerebromanie bezeichnen, was übersetzt so viel bedeutet wie ‚Hirnsucht'.

Damit ist natürlich nicht das zunehmende Interesse an dem Organ Gehirn und an der ganzen Hirnforschung im Zeitalter der Datenverarbeitungstechnologien gemeint, was ja nur Symptom dieser Erkrankung ist, sondern ein allgemeines Anschwellen der sozialen

Kopforganisationen. Es gab einmal eine Zeit, in der das Zusammenleben der Menschen so organisiert war, dass auf einer Steintafel zehn Gebote eingeritzt waren. Heute umfassen allein die Importbestimmungen für Bananen in der Europäischen Union ein Werk von 300 Seiten, weshalb Willy Brandt die Europäische Union einmal als die institutionalisierte Impotenz bezeichnet hat.

Es sind diese bürokratischen Kopfgeburten aller Art, wozu auch so manche Expertenkreise, Kommissionen, Ausschüsse, Qualitätssicherer, Zertifizierer, Kontrolleure, Inspekteure und Prüfer aller Art gehören, die die natürlichen Spontanverläufe kreativen menschlichen Zusammenwirkens oft mehr behindern als wirklich fördern. Diese Zerebromanie hat auch zu der Königsstellung geführt, die dem Gehirn heutzutage angedichtet wird, und dieser Krankheit liegt letztlich ein ängstlich-panisches Sicherheitsbedürfnis zu Grunde, alles regulieren und kontrollieren zu müssen. Menschen, die an dieser Hirnsucht leiden, sind gegen alles versichert, sie wollen gegen jegliche Eventualität gewappnet sein, sie ertragen es nicht, wenn etwas ohne Kontrolle abläuft; auch sich selbst haben sie so fest im Griff, dass sie sich gar nicht mehr loslassen können.

Friedrich Nietzsche hat diese Manie in seinen „Fröhlichen Wissenschaften" einmal so beschrieben:

„Jene Morallehrer, welche zuerst und zuoberst dem Menschen anbefehlen, sich in seine Gewalt zu bekommen, bringen damit eine eigentümliche Krankheit über ihn, nämlich eine beständige Reizbarkeit bei allen natürlichen Regungen und Neigungen und gleichsam eine Art des Juckens. Was diesen Menschen auch Stoßen, Ziehen, Anlocken, Antreiben mag, von innen oder von außen her - immer scheint es diesem Reizbaren, als ob jetzt seine Selbstbeherrschung in Gefahr gerate: er darf sich keinem Instinkte, keinem freien Flügelschlag mehr anvertrauen, sondern steht beständig da mit abwehrender Gebärde, bewaffnet gegen sich selber, scharfen und misstrauischen Auges, der ewige Wächter seiner Burg, zu dem er sich gemacht hat. Ja, er kann groß damit sein! Aber wie unausstehlich ist er nun für die Anderen geworden, wie schwer für sich selber, wie verarmt und abgeschnitten von den schönsten Zufälligkeiten der Seele!" (11)

Nietzsche will damit sagen: Ein nur kopfgesteuertes Leben ist kein gesundes Leben, weil der Kopf dafür zu wenig lebendig ist; er ist mit einem totalen Führungsanspruch völlig überfordert, er erschöpft sich und wird krank; die Demenz ist der ausgeplünderte Kopf.

Wer sind nun die Menschen, die sozusagen das Kreuz der Zeit auf sich nehmen, die an den genannten Krankheiten schwer tragen? Es sind gerade nicht die Helden des Selbstbewusstseins, die Ego – Strategen, die der heutige Zeitgeist so überbewertet.

Es sind weit über 100 Untersuchungen veröffentlicht worden, die sich mit den psychosozial-biografischen Aspekten bei der Entstehung der Alzheimer-Erkrankung befassen. Ich stütze mich dabei auf die Ausführungen von Joachim Bauer (2, 24, 25), der auf diesem Gebiet Wegweisendes geleistet hat.

Es zeigt sich dabei ein frappierend einheitliches Muster. Die später an Alzheimer Erkrankten werden durchgehend als warmherzig, meist heiter beschrieben. Sie werden als mitfühlend, anteilnehmend und weich geschildert, dabei aber auch als wenig couragiert und unfähig, sich gegen Widerstände durchzusetzen. Zu gemeinsamen Kindern hatten die später Erkrankten im Vergleich zum Partner meist die emotional bessere Beziehung. Entscheidungsfindung und Problemlöseaufgaben seien dagegen vorzugsweise dem Partner oder anderen Bezugspersonen überlassen worden.

Die Betroffenen werden als Persönlichkeiten beschrieben, denen eine fröhlich harmonische Beziehung sehr wichtig gewesen sei. Offene Konflikte seien von den später Erkrankten als angstauslösend, depressionserzeugend und verwirrend erlebt worden. Nachgiebigkeit sowie Verleugnungs- und Besänftigungsstrategien scheinen für die später Erkrankten einen absoluten Vorrang vor einer Herbeiführung einer Klärung beim Vorliegen von Meinungsverschiedenheiten gehabt zu haben.

Dominanz und Führung durch die Partner einerseits, Anpassung und Selbstverleugnung der später Erkrankten andererseits wurden in vielen Biografien als derart ausgeprägt beschrieben, dass sich der Eindruck ergab, die Partner seien für viele der später Erkrankten zu Projektionsfeldern des eigenen Ichs, also zu externen Trägern des eigenen Selbstgefühls geworden. „Ich erlebe mich im Anderen", könnte man diese Grundhaltung nennen. Das Ich sucht sich im Wir-Gefühl.

Der Wiener Psychiater Kroppiunigg attestierte den Betroffenen ein ephemer-fragiles Selbst, also ein flüchtig-kurzlebig-zerbrechliches Ego. Man könnte auch von einer leicht verletzbaren, schnell in Depression verfallenden Persönlichkeitsstruktur sprechen (23).

Dominanz des Partners in der Beziehung war eines der markantesten Merkmale in der Biografie der später an Demenz Erkrankten.

Die Studien haben auch in dem Punkt ein hohes Maß an Übereinstimmung, als sie zeigen, dass ein hohes Maß an Selbstbewusstsein, Selbstwertgefühl und

Selbstsicherheit die wirksamsten Voraussetzungen sind, später nicht an einer Demenz zu erkranken.

Nun könnte man angesichts dieser Befunde geneigt sein, die Sache für geklärt zu halten und die Ursache der Demenz in einem mangelnden Selbstbewusstsein, in einem zu schwach entwickelten Persönlichkeitsprofil und mangelnder Autonomie zu sehen. Diese Annahme enthält oberflächlich vielleicht eine Halbwahrheit, ist aber dennoch mehr als kurzsichtig.
Wir wissen heute sehr genau, welche fatalen Auswirkungen traumatische Erfahrungen nicht nur für Kinder – hier natürlich besonders –, sondern auch für erwachsene und ältere Menschen haben. Man kann heute den negativen Einfluss von traumatischen Erfahrungen auf die Gehirnaktivität messbar nachweisen (17). Der Begriff „Trauma" hat dabei einen etwas notfallmedizinischen Beiklang im Sinne von Unfall und Schock, meistens sind es aber die chronischen Kränkungen, Missachtungen, Demütigungen, Entwertungserfahrungen usw., im Grunde ist es immer ein tief sitzendes Gefühl des Nicht-Angenommen-Seins, was die späteren psychosozialen und gesundheitlichen Störungen herbeiführt – *das Nicht-Angenommen-Sein ist die zentrale Kränkung des Menschen! (5)*
Denken Sie nur einmal, welche Katastrophen man heute oft anrichtet, wenn man 13-, 14- jährige Kinder, wenn sie ohnehin schon aus instabilen sozialen Ver-

hältnissen kommen, wenn man diese Kinder wegen einer Sechs in Französisch von der Schule wirft, in einem Alter, in dem das Zugehörigkeitsgefühl zur Gruppe ein zentrales Lebensmotiv ist. So mancher Amoklauf ist nur vor diesem Hintergrund zu verstehen. Davon wollen die Architekten der in den Schulen gebräuchlichen 'Versetzungsordnung', diesem Relikt einer längst überholten preußisch-militärischen Zucht- und Ordnungsphilosophie, dann aber nichts mehr wissen, wenn der Betroffene 30 Jahre später mit Depressionen oder Demenzerscheinungen zu kämpfen hat. Wenn die Sozialisierung in bestimmten, sensiblen Entwicklungsphasen nicht durch eine bedingungslose Solidarität durch die Mitmenschen herbeigeführt wird, wenn die Suche nach dem „Wir“ immer enttäuscht worden ist, dann hört diese Suche nie auf, das Grundgefühl des Nicht-Angenommen-Seins chronifiziert sich und die Betroffenen neigen zu Anpassung, Unterwürfigkeit und Selbstverleugnung, was die prädisponierenden Faktoren der Demenzentwicklung und anderer chronischer Erkrankungen, vor allem auch des Krebsleidens sind, und es reichen im späteren Alter gewisse Belastungssituationen aus, um die Dekompensation auszulösen. Hierzu schreibt Joachim Bauer:

„In den von uns untersuchten Biografien hatte die langjährige Beziehungsgestaltung vor Einsetzen erster Erkrankungssymptome ein erhebliches Ausmaß an alltagsprakti-

scher Abhängigkeit der später Erkrankten von ihrem Partner zur Folge. Diese Situation kann offenbar jedoch über sehr lange Zeiträume, vielleicht lebenslang kompensiert bleiben. Relativ kurze Zeit, etwa ½ bis 2 Jahre vor Beginn erster klinischer Zeichen der Demenz fand sich bei allen(!) Erkrankten ein schweres Belastungsereignis. Bei den meisten der später Erkrankten kam es entweder zum Wegfall eines Partners, z.B. durch Tod, oder – wie in der Mehrzahl der von uns untersuchten Fälle – zu einer Zuspitzung der Partnerschaftsproblematik mit einem schweren Konflikt, der eine nicht beherrschbare Stress-Situation und einen Wegfall der bislang vorhandenen Unterstützung bedeutete. Oft hatten sich parallel auch zwischenmenschliche Probleme am Arbeitsplatz zugespitzt." (23)

Von der Isolation, der Vereinsamung und den Entwertungserfahrungen vieler alter Menschen in unserer vom Konsum-Terrorismus gehetzten Leistungsgesellschaft will ich jetzt gar nicht sprechen. Dass die Altersweisheit heute in die Demenz umschlägt, liegt nicht an den Alten, sondern daran, dass sich niemand mehr für Weisheit interessiert.
Wir haben gesehen, daß die später an Demenz Erkrankten durchgängig als warmherzig, anteilnehmend, heiter, weich usw. beschrieben werden und dass sie weniger geneigt sind, sich in Konflikten durchzusetzen und andere Menschen zu dominieren. Sie haben dasjenige nicht so stark ausgebildet, was

man einen ‚eigenen Kopf' nennt. Oder auch das ‚mit dem Kopf durch die Wand zu gehen', liegt ihnen fern. Es ist mehr die weibliche Natur, weshalb auch die Frauen häufiger von der Demenz und auch von Depressionen betroffen sind als die Männer (26).
Man könnte auch sagen, ihr Wesen ist nicht so stark im Ego zentriert, was der Kopfnatur entspricht, sondern ihr Wesen entfaltet sich mehr in der Peripherie, sie ordnen ihre Eigeninteressen lieber der Harmonie der Gemeinschaft oder Partnerschaft unter. Ihre Sympathiekräfte werden weniger in die Selbstorganisation investiert, sondern verströmen im Umkreis, im „Wir", mögliche Gründe haben wir genannt. Eine hierfür typische bildhafte Szene dafür schildert Udo Baer:

„Als ich Anfang der 80er-Jahre in einem Altenheim am Niederrhein eine kreativ-therapeutische Gruppe mit an Demenz erkrankten Menschen leitete, befand sich unter den Teilnehmenden eine Frau, Mitte 70, deren dementielle Erkrankung fortgeschritten war. Sie sprach nur zwei, drei Worte am Tag, reagierte sehr selten auf Ansprache, war desorientiert, kannte weder ihren Namen noch den anderer. Ihr Körper wirkte verworren. Wie ein Knäuel lagen Arme und Beine über- und umeinander und sie versuchte immer wieder, sie zu entwirren.
Ich legte eine Tango-Musik auf, ging auf sie zu und setzte mich ihr gegenüber. Meine Hände griffen nach ihren Händen. Ich beabsichtigte, mit ihr sitzend den Tango zu tanzen,

indem ich ihre Hände bewegte, hoffend, dass sie mit ihren Händen sich daran beteiligen könne. Sie schaute mich an, als sie die ersten Takte des Tangos hörte. Dann stand sie in einer fließenden Bewegung auf, ergriff mich und schob mit mir einen Tango durch den Raum – mit mir, der ich nie die Tango-Schrittfolgen behalten konnte. Sie tanzte mit mir, bis die Musik verklang. Dann verbeugte sie sich vor mir und sagte:" Ich danke ihnen, junger Mann." Anschließend setzte sie sich und lächelte vor sich hin." (1)

Nehmen Sie das als charakteristisches Bild: Wenn sie so dasitzt, ist sie eigentlich gar nicht anwesend, Stille im Zentrum, desorientiert, stumm, ohne Reaktion. Und jetzt lockt die Peripherie durch die Musik und sie erwacht im Tanz, dominiert sogar ihren Partner, in dem sie ihn führt, sie ist völlig präsent in den Bewegungen und auch die Sprache ist plötzlich wieder da.

Die Demenzpatienten scheinen sich also in der Peripherie zu verströmen und offensichtlich verbrauchen sie dabei zu viele Kräfte, die normalerweise in die Erhaltung einer gesunden Gehirnkonstitution hineinfließen. Und hier berühren wir einen fast tragischen Punkt in der Sozialpsychologie der menschlichen Gemeinschaft; wir leben in einer Phase der menschlichen Entwicklung, in der die bewusste Ausbildung des Egoismus eine gewisse Zeitnotwendigkeit darstellt, es ist sozusagen 'Gehirnzeit' innerhalb des Menschheitsorganismus.

Gehirnzeit

Schauen Sie, damit ein Mensch denken kann, dazu müssen unverhältnismäßig viele Lebenskräfte aus dem Organismus seinem Gehirn zuströmen, das Gehirn beansprucht 10 mal soviel Blut wie andere Organe und kann bis zum 30-Fachen von dem Energie spendenden Blutzucker verbrauchen, auch Krebsgeschwüre verhalten sich so. Obwohl das Gehirn nur zwei Prozent des Körpergewichts ausmacht, kann es bis zu 70 % der gesamten Nahrungsglukose für sich in Anspruch nehmen. Das Gehirn selbst trägt aber zum Aufbaustoffwechsel, d.h. zur Lebendigkeit des Organismus gar nichts bei, es ist rein biologisch gesehen ein Schmarotzer, ein Egoist wie ein Karzinom, welches das Leben aus dem Organismus heraussaugt.
Und was passiert, wenn ein Mensch nur denkt, welchen Beitrag leistet er dabei für die Welt, für den Sozialorganismus? – gar keinen! Nichts passiert auf der Welt, wenn der Mensch nur denkt! Wenn er wenigstens sprechen würde, dann würde etwas Lebendiges hinausgehen in die Welt, aber so gesehen ist Denken nur ein egoistisches Sprechen.
Das Gehirn ist biologisch betrachtet das am meisten aus den Lebenszusammenhängen herausisolierte Organ. Kein Organ hat so viele Hüllen, es ist maximal verborgen und abgeschirmt gegen das Außen, es hat keinen unmittelbaren Kontakt zur allgemeinen Blutle-

bendigkeit, was man medizinisch als Blut-Hirn-Schranke bezeichnet. Nur dadurch ist es möglich, dass wir uns völlig autonom, weltunabhängig im Zentrum unseres Bewusstseins aufhalten können, dass wir ein Ich nur in unserer eingegrenzten Vorstellungswelt haben können, ohne die anderen. Das ist der große Denkfehler unserer Zeit, dass man das Ich des Menschen als gehirngebundene Vorstellung interpretiert. Eine Vorstellung ist aber nie mit dem Gegenstand identisch, von dem man sich die Vorstellung bildet(7).

So wie das Gehirn beim Denken darauf angewiesen ist, dass ihm reichlich Kräfte aus dem Organismus zufließen, so brauchen die strebsamen Lehrlinge des modernen Ego-Zeitgeistes einen Nährboden, aus dem sie das Nötige für ihre Individualisierung herausziehen können.

Um mich durchzusetzen, brauche ich Menschen, gegen die ich mich durchsetzen kann.

Gewinner sind existentiell auf Verlierer angewiesen, mein Vorteil ist meist der Nachteil des anderen und ich kann nur Recht haben, wenn mir dabei jemand zur Seite steht, der nicht Recht hat. Eine Selbstverwirklichung, die ihr Profil aus der Demontage des Gegenübers bezieht, ist keine. Ein Blick in die Medien liefert ja reichlich Anschauungsmaterial für diese epidemisch um sich greifende Profilierungsneurose. Ohne Einbettung in die menschliche Gemeinschaft ist Individualisierung ein ziemlich sinnloser Vorgang.

Der Demenzpatient scheint sich zu entindividualisieren; alle Stufen, die er bei seiner Entwicklung hinaufgegangen ist, geht er wieder hinunter und wird letztlich wieder zum Kind, und die Gemeinschaft um ihn herum wird eine andere, die Mitmenschen des Demenzpatienten müssen sich völlig neu orientieren. Die Demenz ist ja nicht nur eine Krise für die Betroffenen, sondern in hohem Maße auch für die Mitmenschen und Angehörigen. Das ist ja ein ganz wesentlicher Aspekt dieser Erkrankung, dass sie sowohl in ihren Ursachen als auch in ihren Auswirkungen eine hohe psychosoziale Relevanz hat.

Tilman Jens, der Sohn des bekannten Tübinger Rhetorikprofessors Walter Jens, ist selbst Autor und Journalist und hat über seinen schwer demenzkranken Vater ein lesenswertes Buch geschrieben. Darin wird geschildert, wie die Demenzsymptomatik in der Folgezeit nach einem für Walter Jens traumatischen Ereignis auftrat. Es wurde ihm, dem scharfzüngigsten Kritiker des Nationalsozialismus, nachgewiesen, dass er im Alter von 19 Jahren den Nazis näher stand, als er selbst wahrhaben wollte. Entsprechend war seine Demontage in den Medien. Das hat er nicht mehr verkraftet. Ich zitiere einen kleinen Abschnitt.
„Der Vater, den ich kannte, der ist lang schon gegangen. Der Abschied, der mit einem Störfall im Gedächtnis, mit dem Entdecken einer Karteikarte in einem Berliner Akten-

keller begann, war bitter und hat wehgetan. Aber jetzt, da er fort ist, habe ich einen ganz anderen Vater entdeckt, einen kreatürlichen Vater – einen Vater, der einfach nur lacht, wenn er mich sieht, der sehr viel weint und sich Minuten später über ein Stück Kuchen, ein Glas Kirschsaft freuen kann. Was war das für eine Feier, am 8. März 2008, als er 85 wurde. Bei früheren Wiegenfesten wurden Reden geschwungen, Professoren-Kollegen rezitierten griechische Verse und überreichten Sonderdrucke. Jetzt rücken die Freunde mit Fresskörben an, gewaltigen Schinken, Pralinen, Schokoladenhasen und reichlich bemalten Ostereiern. Vierzig Gäste freuen sich an Margits Schinkenhörnchen. Und mittendrin mein rundum heiterer Vater.

Und wenn er nicht gerade Geburtstag hat, dann macht er nachmittags mit seiner Betreuerin und ihrem Freund eine kleine Landpartie, zu Margits Bauernhof nach Mähringen. Einmal, November 2008, haben sie mich mitgenommen. Er ist gut beieinander. Hier kennt er sich aus. Caro, der Wachhund, bellt zur Begrüßung. Für Momente ist er so klar, wie ich ihn seit einem Jahr nicht mehr erlebt habe. „Tja, Tilman, jetzt bist du woanders." Wann hat er mich das letzte Mal beim Namen genannt. Er zeigt auf das Ende des Stalls. Ich solle mitkommen. Da sind die Kaninchen. Er ist aufgeregt wie ein Kind. Er nimmt sich Grün und ein paar Karotten. Ich traue meinen Augen nicht. Mein Vater füttert Karnickel! Er, der Asthmatiker, der früher Tiere hasste – und mir aus Angst vor Haaren die Anschaffung selbst eines Hamsters verbot.

Wir sitzen am Tisch der guten Stube. Die Stallburschen erwarten ihn schon. „Jetzt kommt der Walter!" Eine Großfamilie bei Kaffee und gelbem Sprudel. Auf dem Fenstersims liegt eine Fibel für Schulanfänger. „Das Leben auf dem Bauernhof." Mein Vater lernt lesen. „Was ist das?" „Das ist ein Pferd!" Er hat Spaß, nimmt sich die Limoflasche. Er versucht das Etikett mit den gelben Buchstaben zu entziffern. Er strengt sich an. „O-ran-gen..." das Wort Limonade schafft er nicht mehr. Ich möchte weinen. Er aber fühlt sich wohl. Was an Margit, aber auch an dem vielen Spielzeug, den Malbüchern, der bunten Kinderknete liegt, die sie ihm vom Dachboden geholt hat. Mein Vater geht ins Nebenzimmer. Als er zurückkommt, hat er eine große Puppe im Arm. Er hält sie ganz vorsichtig, wiegt sie. Das Plastikbaby sagt Mama. Als er zurück ist in Tübingen, wird er meiner Mutter erzählen: Caro ist der beste...." (8)

Die zunehmende Infantilisierung der älteren Menschen durch die Alzheimerkrankheit erscheint sozialorganisch wie die Korrektur einer falsch verstandenen Individualisierung.

Was geschieht denn eigentlich, wenn wir in naher Zukunft, was zu befürchten ist, von immer mehr demenzkranken Menschen umgeben sein werden und der hoch gepriesene, nüchterne Rationalismus als Grundmodus moderner Koexistenz völlig ins Leere läuft? Wenn vormals korrekte Bürokraten und all die makellosen Schlipsträger, die bislang strengere Versetzungsordnungen für Schüler oder Wachstumsbeschleunigungsgesetze für Erwachsene ausgebrütet haben, wenn diese plötzlich im Nachthemd im Supermarkt auftauchen, mit Zahnbürste und verschmiertem Mund, und „Helga" schreien, wenn an den Kassen tattrig verstörte Omas, vom pseudogeduldigen Grinsen riesiger Warteschlangen panisch paralysiert, endlos ein paar Centstücke hin- und herzittern, wenn immer mehr behördliche Antragsformulare verkritzelt und verkleckert an falschen Adressen ankommen, weil die Alten als erstes vor der Rätselhaftigkeit und der trostlosen Lebensferne der Amtssprache kapitulieren oder wenn honorige Professoren von gelber Limo schwärmen, Karnickel füttern und mit ihrer Puppe schmusen? Erst wenn dieser Fassaden-Rationalismus zu bröckeln beginnt und das kindlich Anarchische fragend durch die Ritzen spickelt, wenn wir die menschliche Spannweite zurückgewonnen haben, uns auch mit den Verwirrten unserer Zeit wieder solidarisieren zu können, dann haben wir gelernt, was die Demenz uns eigentlich sagen will – das Ego-Konstrukt des modernen Menschen mit all seinen illusionären Sicherheiten in seiner behaglichen Isolation ist ein recht flüchtiges Gebilde und Gesundheit ist in viel höherem Maße vom psychosozialen Organismus abhängig, als man dies heute wahrhaben will. Mit einem Herzinfarkt kann der Mensch hinlänglich selber fertig werden, die Demenz ist vorrangig ein sozialer Auftrag.

Wenn heute ein paar wenige Schreibtischfunktionäre, die noch nie eine Werkstatt von innen gesehen haben, über das Schicksal von tausenden arbeitenden Menschen entscheiden, wenn sie sich anmaßen, über eine Firma, in der die Arbeit, die Anstrengungen, das Herzblut und vor allem auch die Intelligenz tausender Menschen steckt, als *Besitz* zu verfügen, weil sie glauben, sie seien das Gehirn der Firma, oder wenn ein Bankmanager an seinem Laptop soeben mal ein halbes Volksvermögen verzockt, dann haben wir hier die krasse Symptomatik eines zerebromanischen Sozialverständnisses vor uns.

Warum hat Rudolf Steiner zeitlebens so vehement gegen die Irrlehre der motorischen Nerven gekämpft und sie zu einer bislang wenig bedachten Ursache einer krankhaften Sozialstruktur erklärt? Die aktuellen Krisen im Wirtschafts- und Finanzleben belegen die Berechtigung dieser Warnung recht eindrücklich. Wenn man die Handlungsmotivation des Menschen als etwas betrachtet, was nicht aus den Lebenstatsachen, sondern aus dem Gehirn hervorgeht, dann hat man die Wirklichkeit verlassen und bewegt sich im Niemandsland neuro-metaphysischer Spekulation, in dessen Undurchschaubarkeit sich der nackte Egoismus bequem verstecken kann. Wenn ich im Rückspiegel meines Autos beobachte, wie hinter mir jemand im Regen vom Fahrrad stürzt und ich, anstatt auszusteigen und zu helfen, sitzen bleibe und das Material meines Rückspiegels analysiere, um der Sache auf den Grund zu gehen, dann bewege ich mich auf demselben Irrealitätsniveau, welches aus der biophysikalischen Analyse der Hirnprozesse eine menschliche Handlung erklären will. Ein motorischer Impuls entsteht nicht im Gehirn, sondern in der Welt, in der Peripherie und nicht im Zentrum. Zentralismus ist ein Leitsymptom der Hirnsucht-Erkrankung.

Die Mitmenschen von Alzheimerpatienten sind ständig in Versuchung geführt, Dominanz auszuüben, weil die Kranken oft so viel Unsinn machen – ja, das kann bis zur Aggressivität führen; aber sie müssen dabei die Erfahrung machen, dass das überhaupt nichts nützt. Man kann sich gegen Demenzkranke nicht ‚durchsetzen', im Gegenteil, man macht die Desorientierung nur schlimmer.

Die Angehörigen von Alzheimerpatienten müssen lernen, ihr eigenes Ich, ihr Selbstbewusstsein im Umgang mit dem demenzkranken Mitmensch völlig neu zu orientieren, die Würde des Menschen aus einer ganz anderen Perspektive zu sehen, aus einer Perspektive, die heute noch wenig entwickelt ist. Es ist die Perspektive, die die Menschheit als Organismus im Bewusstsein hat, die das Ich des Anderen mit den gleichen Augen sieht wie das eigene. In der Demenzproblematik lebt ein Appell an unsere soziale Phantasie.

Jedes Organ, welches einseitig überfordert ist, wird krank. Wenn die Denkhorizonte eng und trocken sind und nicht mehr von der Weisheit und Ästhetik des Höheren, von den großen Zusammenhängen belebt, erfrischt und befruchtet werden, dann werden die Gehirne krank.

So wie es im menschlichen Leib ein Herz gibt, welches alle Organe über das belebende Blut und die Wärme ernährt, zusammenhält und zum Ausgleich bringt, sie immer wieder zu einem Ganzen macht, so gibt es auch ein Herz im Menschheitsorganismus, das alles krankhaft Einseitige wieder ausgleicht und die Demenzpatienten nehmen dabei etwas auf sich, sie tragen ein Schicksal, an dem eigentlich alle mitverantwortlich sind.

Abschließend sollen noch vorbeugende Gesichtspunkte behandelt werden, wie sie sich aus dem Bisherigen ergeben. Hierzu sei zunächst versucht, einige grundsätzliche Einsichten in das Wesen organischer Gesundheit darzustellen. Ein allgemeines Rezept zur Prophylaxe der Demenz, soviel sollte bislang klar geworden sein, kann es nicht geben. Krankheiten und ihre Verläufe werden immer individueller – *„es gibt so viele Formen der Depression, wie es Depressive gibt"* (M. Treichler).

Nach langer ärztlicher Erfahrung steht es außer Zweifel, dass ein aktives Leben mit ausreichender körperlicher Bewegung, guten sozialen Kontakten und vielfältiger, geistig- kultureller Anregung und Betätigung eine wirkungsvolle Prophylaxe gegen die Demenzentwicklung und auch anderer chronischer Erkrankungen darstellt. Vor allem die kontinuierliche Pflege eines Interesses, an welchem mit Liebe, Ernst, Freude und Konsequenz gearbeitet wird, sodass darin Entwicklung, Vertiefung und immer wieder Neues erlebt wird, stellt für ein stabiles Selbst und damit für eine stabile Gesundheit ein elementares Prinzip dar. Es sind im Grunde Sympathie-Kräfte, die uns gesund durchs Leben tragen, Sympathie zur Welt, zu den Mitmenschen und zu einer gemeinsamen menschlichen Kultur. Gesundheit um ihrer selbst willen ist

keine wirkliche Gesundheit, sondern nur die, die sich an der Begeisterung für einen überpersönlichen Inhalt, an einer zukünftigen Sinngestalt, an der auch andere teilhaben können, entwickelt. Wir wollen diesen essentiellen Aspekt der Gesundheit etwas näher begründen. Wie hängt unsere physische Gesundheit mit unserer psychosozialen Kultur zusammen?
Ein Ansatz, aus dem sich ein Verständnis des leiblich-seelischen Zusammenwirkens gewinnen lässt, ist die grundsätzlich polare Natur des Seelenlebens in ihrem Ausgespannt- Sein zwischen Sympathie und Antipathie auf der einen und auf der leiblichen Seite ein ebenso fortwährend polares Geschehen von Aufbau- und Abbauprozessen.

Aufbau – Sympathie – Natur
Abbau – Antipathie – Kultur

Zur Erhellung dieser grundsätzlichen Zusammenhänge müssen wir einen Blick in die kulturanthropologische Frühentwicklung tun. Wäre der Mensch ein reines Naturwesen geblieben, dann wäre er aus einem symbiotisch-paradiesischen Urzustand nie herausgetreten, er hätte den Mutterschoß der Natur sozusagen nicht verlassen und er hätte keine Freiheit, keine Autonomie und damit keine eigene Kultur entwickeln können. Aber auch mit Krankheit wäre er nicht in Berührung gekommen. Er wäre in seiner geistigen Gebärmutter, in einem engelhaften Aufgehoben-Sein, in einem vor „Sündenfall" und damit auch von dem Dilemma der Selbsterkenntnis bewahrten Zustand verblieben. In der Genesis wird diese Embryonalphase der menschlichen Kulturentwicklung als Garten Eden beschrieben. Ken Wilber, der sich tiefgehend mit der Evolution des menschlichen Bewusstseins beschäftigt hat (20), nennt diese präpersonal-präegoistische Urform des menschlichen Bewusstseins den uroborischen Zustand, in dem noch keine Trennung des Selbst von Natur und Kosmos bestand. Der Uroboros ist das uralte, mystische Symbol der Schlange, die sich in den eigenen Schwanz beißt und damit auf einen Bewusstseinszustand hindeutet, der noch keine Unterscheidung von Subjekt und Objekt macht. Wilber datiert diese Entwicklungsphase in die Zeit vor etwa zweihunderttausend Jahren. Im anthroposophischen Kontext wird vom lemurischen Zeitalter gesprochen, was eben noch dem biblischen Paradieszustand entspricht.

Nun wird man zu Recht fragen, was denn diese archaischen, noch nicht ich-haften Bewusstseinsformen mit dem modernen Menschen und seiner Demenzproblematik zu tun haben. Hierzu muss man sich klarmachen, dass diese Urzustände nicht etwa vergangen, überwunden oder gar ausgelöscht sind, sondern sie sind nach wie vor über die entwicklungsgeschichtlich alten Schichten unseres Gehirns wirksam und damit

auch einer psychologisch geschulten Wahrnehmung zugänglich. In jede Phase der Kulturentwicklung hinein transformieren sich diese Wurzeln des menschlichen Bewusstseins in immer wieder neue Gewächse. Es ist die Kraft, die stets die Harmonie des Ganzen sucht, die uns immer wieder neue Verbindungen, Gruppierungen und Liebesunternehmungen eingehen lässt und die uns auch zu der Frage nach dem Höheren, nach den größeren Zusammenhängen der Welt antreibt. Wo Menschen sich gemeinsam um eine Musik bemühen, wenn man sie beispielsweise in einem Orchester mit Selbstvergessenheit und Enthusiasmus zusammen spielen sieht, dort ist diese Kraft in einer edlen Form unmittelbar zu erleben. Aus dem präpersonalen ist dann das postpersonale Bewusstsein geworden, die Musik trägt weit über den Horizont des Ego hinaus und der Mensch ist frei von der Last der Selbstbezüglichkeit. Pathologisch erscheinen diese Dinge, wenn sie nicht von der Kultur eines autonomen Selbstbewusstseins transformiert sind und sich in kollektivistischen Verschmelzungsambitionen ausleben, wie sie beispielsweise in manchen Massenveranstaltungen spürbar werden. Der Begriff ‚Loveparade' pointiert das Gemeinte geradezu.
Die tiefenpsychologische Forschung hat ja hierzu im letzten Jahrhundert einiges Fruchtbare ans Licht befördert, soweit sie nicht in einem Trieb-und- Instinktreduktionismus hängen geblieben ist.

Man muss sich dieses urgeschichtlich vorindividuelle Dasein nicht, wie heute meist üblich, als kampfbetont, tierisch und triebhaft-wild vorstellen, sondern als ein mehr pflanzenartig-symbiotisch-schuldfreies Leben. Ein kindhaftes, träumendes Hingegeben- Sein an die kosmischen *intensiv belebenden* Wirkungen, unter denen sich letztlich alles Wachsen und Gedeihen in der Natur vollzieht. Geistiges und physisches Leben war zu dieser Zeit noch nicht getrennt; was den Leib belebt hat, hat auch das Bewusstsein durchdrungen und umgekehrt. Eine Blut-Hirn-Schranke gab es damals noch nicht. Könnten wir heute unvorbereitet in diesen Urzustand zurückkehren, wäre unser Erleben von Ekstase erzeugenden Vitalprozessen rauschartig völlig überwältigt, aber nicht mehr frei. Das heutige Bewusstsein ist das Ergebnis von Antipathie-Prozessen, die unser Gehirn gleichermaßen wie unser Bewusstsein abschottet, isoliert und damit auch ent-vitalisiert.

Wenn wir einen großen Bogen spannen und fragen, wo eigentlich das Nervenartige in der Entwicklung des Lebens einsetzt, dann muss man sagen: In der Pflanzenwelt gibt es ja noch kein Nervensystem, dort herrscht noch die große, paradiesische Symbiose ohne leibzentriertes seelisches Erleben. Man könnte sagen, die Pflanzen haben noch ein gemeinsames, sehr dumpfes Traum - Bewusstsein, was noch nicht leibzentriert, sondern außerhalb liegt, wie das Herz des Embryos, und in das die Blüten quasi wie Augen hin-

einschauen. (In einer gewissen Phase der Embryonalentwicklung „schaut“ der Embryo tatsächlich noch auf sein eigenes Herz, welches noch nicht ganz „verinnerlicht“ ist.)
Aber es gibt zarte Vorstufen des Nervenartigen und das sind die so genannten sekundären Pflanzenstoffe, deren Funktion in der Biologie lange unklar war. Heute weiß man, dass diesen Stoffen im Wesentlichen eine immunologische Rolle zufällt. Es sind die Stoffe in der Pflanze, die nichts mit dem Aufbau - Stoffwechsel der Pflanze zu tun haben. Früher meinte man, es handle sich um Abfallstoffe, aber mittlerweile weiß man, dass es sich hauptsächlich um Substanzen handelt, die zum einen Pilze, Parasiten und andere Fraßfeinde abwehren (Brennnessel), zum anderen aber auch Lockstoffe darstellen, die zum Beispiel Insekten zur Bestäubung anlocken. In jedem Fall sind es Boten- oder Signalstoffe, die jetzt nicht mehr an einer Syntheseleistung im Sinne des Aufbaustoffwechsels teilnehmen, sondern die den Beginn eines zielgerichteten Informationsaustauschs zwischen Organismus und Umwelt markieren. Dieser Grundmodus der Signalübertragung durch Botenstoffe wird im tierischen Organismus internalisiert beibehalten und bis zu den hochkomplexen Arbeitsweisen des menschlichen Nerven-, Hormon- und Immunsystems weiterentwickelt, wie sie im Gehirn kulminieren. Die sekundären Pflanzenstoffe machen die Pflanze ein klein wenig egoistisch, sie sind Vor-

läufer einer immunologischen Abwehrreaktion im Sinne einer autonomen Selbstbehauptung. Abgrenzung in der Symbiose und Unabhängig-Werden von Außenbedingungen und Fremdleben ist der evolutive Duktus, der sich von den frühesten Lebensformen bis in die menschliche Kulturentwicklung hinein erstreckt (15). Der Zuwachs an Autonomie im Biologischen und Immunologischen geht einher mit einer gleichzeitigen Abnahme der aufbauenden Stoffwechselleistung und gleichzeitig mit einer Zunahme von Differenziertheit im Wahrnehmen, Fühlen und Verhalten. Das *Erleben* steigert sich um den Preis des biologischen Todes (7).

Boten- und Signalstoffe

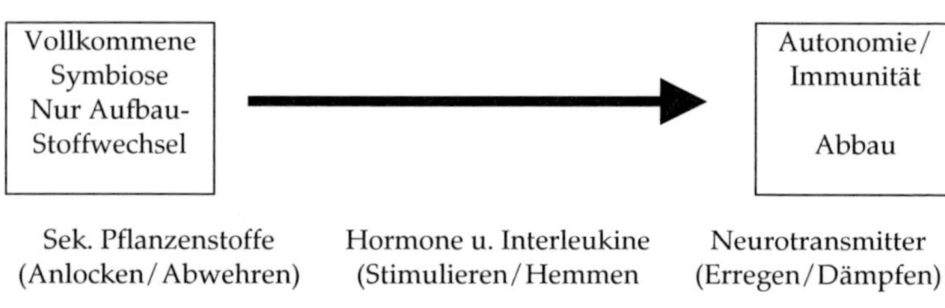

Das Verlassen der großen göttlichen Symbiose beginnt mit solchen Stoffen, die nicht mehr der Trophik im Sinne des schaffend schöpferischen Aufbaus dienen, sondern der Verteidigung des Einzelwesens. Es sind auf allen Ebenen des Lebendigen Antipathie-Prozesse nötig, damit sich ein Einzelnes aus dem Ganzen herausgliedern kann.

Das vitale Pflanzenleben, welches frei von Nervengewebe und damit frei von isoliertem Bewusstsein ist, ist bis auf wenige Ausnahmen autotroph, d.h. sich selbst erhaltend ohne das Angewiesen-Sein auf den Tod anderer Lebensformen in Form von Nahrung und Beute. In jedem Töten und Fressen wirken bereits Kräfte der Antipathie. Das Pflanzenleben ist viel vitaler als menschliches oder tierisches Leben, Aufbau und Wachstumskräfte sind hier noch nicht durch ein autonomes Eigenleben in Form von Bewusstsein, Empfindung und Trieb gehemmt.

Vor diesem Hintergrund stellt sich nun die Frage, was eigentlich die Sympathie mit körperlichen Aufbau-, Wachstums- und Regenerationsprozessen zu tun hat. Nehmen wir die Sexualität in ihrer gleichermaßen physiologischen und psychologischen Dimension als elementare archaische Sympathiekraft. In der Sexualität erleben wir eine Naturwirkung, aus der *neues* Leben entsteht, die Lust, Vitalität und Sympathie, die in jedem biologischen Zeugungsvorgang wirksam ist. Bei der sexuellen Vereinigung dringt etwas ins *seelische* Erleben des Menschen herein, was in der gesamten uns umgebenden Natur als schaffender Bios tätig ist, was sonst in den Organwelten unseres Bauchraumes oder im Pflanzenreich als Wachstums-, Aufbau- und Regenerationsvorgang im Unbewussten absorbiert bleibt. In diesem Zusammenhang sei auf die fast in Vergessenheit geratenen Arbeiten von Wilhelm

Reich (1897-1957) über das Orgon als biopsychische Elementarkraft und ihre Bedeutung bei der Krebserkrankung hingewiesen (13).

Nicht nur aus den Sexualorganen strahlen diese Kräfte hervor, auch andere Organe vitalisieren unser Erleben, aber in weniger offenbarer Weise. Die Wirkungen von Leber und Milz erfahren wir weniger konturiert, aber sie unterfüttern unser Lebensgefühl ebenso mit vitalisierenden oder Enthusiasmus fördernden Kräften. Wie der Mond am Nachthimmel dominanter als Jupiter und Saturn in unser Bewusstsein hereinstrahlt, so wirken auch die Abstrahlungen der Sexualorgane deutlicher als die von Leber und Milz. Dass die Natur unserer Bauchorgane mit den Planeten einen geheimen Zusammenhang hat, ist ja ein uraltes Wissen. Auch die Wirkungen der Sonne auf unser biologisches und seelisches Leben und ihr Zusammenhang mit dem Herzorgan sind ja schon dem alltäglichen Empfinden zugänglich.

All diese *Leben* erzeugenden kosmischen Wirkungen sind im Laufe von riesigen evolutionären Zeiträumen zu menschlicher Substanz geworden, das ganze Universum hat sich sozusagen zu all diesen „Weltinnenräumen" (Rilke), als welche man die menschlichen Seelen bezeichnen könnte, fortgepflanzt, und die Zentralkraft menschlicher Existenz, die tiefste Sehnsucht am Grunde seiner Seele ist die Neuerschaffung dieser ursprünglich universalen, vitalen Einheit, für die es viele Namen gibt. In Wilbers Bewusstseins-Evolution wird aus der indischen Philosophie heraus vom Atman als dem reinen universalen Bewusstsein gesprochen. Und die „Gravitationskraft" dieser lebendigen Ganzheit ist die Sympathie. Biologisch erscheint sie als Regenerations- und Aufbaustoffwechsel, auch als Heilwirkung. Dass etwas wieder „heil" wird oder eine Wunde zuwächst, darin liegt Sympathiekraft, die den Kranken oder Verletzten wieder zu einem Ganzen macht und zum Ganzen des Lebens wieder dazugehörig. Die psychobiologische Erscheinung der Sympathie ist die Sexualität, die uns den Zusammenhang mit den organischen Aufbauprozessen am deutlichsten zeigt. Im Gefühl lebt die Sympathie als Anziehungskraft des Eros, als der Zauber in allen Dingen, der uns zur Kunst bewegt und uns mit der Leidenschaft zum Ästhetischen infiziert; und die geistige Liebe ist der unendliche Fundus für menschliche Erneuerungskraft und Schöpfungspotenz - individualisierte göttliche Substanz. (Es wird wohl höchste Zeit, dass wir den Begriff des Göttlichen vom moralinsüßlichen Mief des Kirchlichen befreien und ihn vom Kreuz der Macht und des Parteilichen herunternehmen, an das er immer noch geschlagen wird. Der Satz des Jesus „Ich bin der Weg, die *Wahrheit und das Leben*" (Joh.14, 6) besagt eigentlich, dass die Wahrheit und das Leben eins sind, einmal von innen und einmal von außen angeschaut, das heißt, in der Schöp-

fung ist die Außenansicht der Wahrheit als *Lebendiges* gegeben, in dem Jesuswort hat sie sich in ihrer Innenansicht ausgesprochen).
In all den genannten Erscheinungsformen der Sympathie liegt immer die Kraft der Vereinigung; wenn sich hunderte getrennte Mineralstoffe aus der Erde zum Ganzen eines Grashalms zusammenfinden, ist darin etwas von derselben Sympathie enthalten, mit der die Liebenden ein Kind zeugen oder ein gebrochener Knochen wieder zusammenwächst.

„Nichts kann lange von Gott getrennt sein und bleiben, noch vom Urgrund allen Seins, außerhalb dessen nichts existiert. Und die Geschichte – nicht als Aufzeichnung individueller und nationaler Taten, sondern als Bewegung des menschlichen Bewusstseins – ist die Erzählung der Liebesaffäre zwischen dem Menschen und dem Göttlichen. Da gibt es ein ewiges Hin und Her, ein Lieben und Verfluchen, ein gegenseitiges Aufeinanderzu- und Voneinanderweg-Bewegen." *Ken Wilber (21)*

Das Organ des gegenseitigen Voneinanderweg-Bewegens ist das Gehirn. Obwohl es uns ein gegenständliches Bewusstsein von der Welt vermittelt, ist es gleichermaßen das Organ, durch das wir unser Getrennt-Sein von der Welt gewahr werden. Es ist seiner biologischen Natur nach ein Organ, welches zum lebendigen Aufbaugeschehen nichts beiträgt, welches ständig vom regenerativen Bios unserer Bauchorgane, durch den wir in symbiotischen Zusammenhang mit der uns umgebenden Natur stehen, am Leben erhalten bzw. am Absterben gehindert werden muss. Das Gehirn ist in seiner ganzen Organkonzeption isoliert, avital, es muss ständig vom Blut geradezu überflutet werden, um nicht zu einem Leichnam innerhalb des Organismus zu werden, was es seinem Wesen nach eigentlich ist. Das Gehirn verhält sich nicht symbiotisch aufbauend, sondern a-biotisch schmarotzend abbauend. Es ist aus Antipathiekräften aufgebaut. Warum ist das so? Durch das menschliche Gehirn, mit dessen Hilfe das sich selbst reflektierende Bewusstsein und damit auch ein Bewusstsein der eigenen Sterblichkeit erst möglich wird, schafft die Natur innerhalb ihrer symbiotischen Ganzheit eine isolierte Binnensphäre, die wir alle als menschliche Innenwelt nur zu gut kennen, die auch die Voraussetzungen unserer Freiheit bildet.

„Im Kopf trägt wirklich der Mensch das Abbild des Kosmos in sich. Das rund geformte menschliche Haupt ist ein solches Abbild. Durch eine Antipathie des Kosmos schafft der Kosmos ein Abbild von sich außerhalb seiner. Das ist unser Haupt. Wir können uns unseres Hauptes als eines Organs zu unserer Freiheit deshalb bedienen, weil der Kosmos dieses Haupt zuerst von sich ausgestoßen hat. Wir betrachten das Haupt nicht richtig, wenn wir es etwa in demselben

Sinne eingegliedert denken in den Kosmos wie unser Gliedmaßensystem, mit dem die Sexualsphäre ja zusammengehört. Unser Gliedmaßensystem ist in den Kosmos eingegliedert, und der Kosmos zieht es an, hat mit ihm Sympathie, wie er dem Haupt gegenüber Antipathie hat.
Rudolf Steiner (19)

So wie ein Baum die Samen ausstößt, sie aus der Sphäre seines eigenen Organismus wie einen leblosen Fremdkörper ausscheidet, so stößt der Kosmos menschliche Köpfe aus, sich selbst ihrem weiteren Schicksal überlassend, aber ausgestattet mit der Potenz (unserer übrigen Organe und Gliedmaßen, die gewissermaßen aus Sympathie zur Welt geschmiedet sind), neue Bäume bzw. neue Binnenwelten zu entwickeln. Der Same kann nicht zu seinem Baum zurückkehren, er kann nur sich selbst zu einem Baum entwickeln.
Die Sympathie in ihren zahllosen Facetten, von der Sexualität bis zur selbstlos altruistischen Form der Liebe, ist das, was uns mit archaischer Kraft an die Welt und an das Leben bindet. In der Sympathie, nicht in ihrem jeweiligen Ausgerichtet-Sein auf einen bestimmten Gegenstand, sondern in dem, wie sie uns als Ur-*Kraft* zur Verfügung steht, lebt die Erinnerung an das umfassende, lebendige Einssein.
Die Sympathie *ist* das Lebendige in seiner Innenansicht. Es ist das junge, feine, frische Leben, welches die

Kinder so unwiderstehlich abstrahlen und welches unsere Sympathiekräfte auf so ganz natürliche Weise hervorlockt. Auch im Spiel der jungen Tiere macht sich ein Überschuss an Lebendigkeit geltend, den wir mit der gleichen sympathischen Berührung und Erheiterung begleiten, wie das Hervorsprießen der frischen Pflanzen-Neulinge im Frühjahr.

Zur Vorbeugung und Therapie der Demenz ergibt sich daraus nun das Folgende.

Jedes Organ, welches nicht in der richtigen Weise betätigt wird, degeneriert. Organe erhalten ihre Lebendigkeit aus der fortwährenden Betätigung. Wenn ich meine Beine nicht ausreichend bewege, resultieren Muskelschwund und Versteifung. Eine Niere, die nichts auszuscheiden hat, geht relativ schnell zu Grunde, und ein Auge, welches sich nicht im Licht bewegen darf, verwelkt sozusagen in der Dunkelheit, wie ein Mensch, der von seinen Mitmenschen nicht akzeptiert wird.

Und wie steht es mit unserem Gehirn? Hier ist es die *Sympathie zum selbständigen Denken*, die es zu pflegen und zu erhalten gilt. Im Gehirn als dem Organ des Denkens ist, so eigenartig das vielleicht klingen mag, der Egoismus in gewisser Hinsicht gesund; wir müssen uns von den Erscheinungen der Welt und des Lebens erst distanzieren, wir müssen die Dinge sozusagen erst einmal in einer Antipathiehaltung von uns fernhalten, damit wir sie *objektiv* beurteilen können. Um richtig denken zu können, dürfen wir nicht sympathisch euphorisch mit dem verschmelzen, was uns begegnet. Deshalb tun sich viele Menschen mit dem selbständigen Denken so schwer, weil es im Grunde der einsamste, der am meisten isolierte Vorgang in der Natur ist. Wir müssen uns Schätze des Wissens und der Erfahrung egoistisch anhäufen, erst dann kann das Leben fülliger und reicher im selbständigen Denken werden. Im Denken haben wir zumindest die Möglichkeit vollkommener Autonomie und innerer Bewegungsfreiheit gegeben. Letztlich bezieht das Gehirn seine Vitalität und Gesundheit auch aus der Kraft der Sympathie, die in dem Moment wirksam wird, wo ein Vereinigungsprozess mit der Welt durch Erkenntnis einsetzt. Es ist ein Befruchtungsakt auf einer höheren Ebene, wenn ich einen lang gesuchten Zusammenhang plötzlich durchschaue und geistiges *Leben* in Form von Einleuchtungen, Intuitionen und besserem Verstehen in mich einströmt. Aus der Zeugung ist dann die Überzeugung geworden. Wie durch die sexuelle Vereinigung neue Lebenskeime entstehen, so wird durch jede Erkenntnis neues geistiges Leben angefacht. Durch die Kraft der Sympathie, die in jedem Erkenntnisvorgang als Zusammenhang Schaffendes wirksam ist, wird die Gehirntätigkeit belebt. Man kann sich das Gehirn ganz real wie ein Wurzelgewebe vorstellen, dessen Triebe, Blätter und Blüten gewissermaßen unsere Aufmerksamkeit, unsere Wahrnehmungen und unsere Empfindungen darstellen, und jede Erkenntnis befruchtet dieses Wurzelwerk wie ein Wassertropfen den trockenen Boden.

Neben der Liebe zum selbständigen Denken und Entdecken ist auch der Humor ein besonderer ‚Saft', der für die Erhaltung der geistigen Vitalität geradezu essentiell ist. Viel ist über das Lachen und seine Bedeutung für unsere Gesundheit geschrieben worden. Das Wort Humor stammt vom mittelalterlichen Begriff „humores" (Säfte) ab. Damit war gemeint, dass unsere heitere Gemütslage von einer gesunden Mischung der vier Körpersäfte herrührt. Humor ist sozusagen ein geistiger Verdauungssaft, der ‚alternde' Gedanken, Meinungen, Einstellungen und sonstige ‚renovierungsbedürftige' Seeleninhalte auflöst und ausscheidet. Wenn auch oft viel Überheblichkeit, Hohn und Spott im Humor liegen, so hat er doch eine ganz natürliche, belebende Wirkung. Wie angenehm befreiend ist es, wenn so manche menschliche Verkrampftheit, Eitelkeit oder Aufgeblasenheit durch einen witzigen Satz zum richtigen Zeitpunkt sanft in sich zusammenstürzt. Humor entschlackt, und das erfrischt den Geist.

In der Phantasie wird geradezu ein Überschuss an geistigem Leben bemerkbar. Wir hatten die hohe Synapsendichte und Plastizität des kindlichen Gehirns beschrieben, die mit Beginn der Pubertät ähnlich wie bei der Demenzentwicklung schwer einbricht. Was geschieht hier eigentlich? Die weltverflochtene, vitale, bilderreiche Phantasiewelt verfestigt sich in gewisse Uniformitäten hinein, das Bewusstsein fokussiert sich auf ganz bestimmte, durch den Zeitgeist normierte Inhalte. Der pubertierende Jugendliche erlebt sich plötzlich eingeengt im Spannungsfeld zwischen Anpassungs- und Individualisierungszwang. In der bedingungslosen Zeitgenossenschaft (Anpassung), die der junge Mensch, anfänglich meist in der ‚Clique', sucht, liegt natürlich eine notwendige Voraussetzung für die gesunde Persönlichkeitsentwicklung genauso wie im entschiedenen Nein-Sagen-Können den Eltern gegenüber (Individualisierung), welches in dieser Phase einsetzt. Aber es findet letztlich eine Spezialisierung des Bewusstseins statt, die immer mit einem Verlust an Plastizität und Vitalität erkauft werden muss – das ist ein Grundgesetz des Lebens (7). Spezialisierung des Bewusstseins ist hier ein sehr weit gefasster Begriff. Er kann zum Beispiel auch autistische Züge beinhalten, wie sie ja bei Pubertierenden und auch bei Menschen mit beginnender Demenz zu beobachten sind, wo es häufig zu sogenannten Inselbegabungen mit hoch entwickelten, aber auch hoch spezialisierten Einzelfähigkeiten kommt, die aber nur durch einen Rückzug und eine gewisse Weltverschlossenheit entstehen können.

Die gesunde Entwicklung des Denkens muss durch das Tal der Spezialisierung hindurch den Weg wieder hinauf in die Plastizität und Weltoffenheit des kindlichen, jetzt aber autonom gelenkten Bewusstseins finden. Was vorher von der Peripherie, d.h. von den Eltern und den Mitmenschen aus Sympathie geführt war, muss jetzt vom Zentrum, vom Ich her stattfinden – in Freiheit und Liebe zum selbständigen Denken und damit auch zum autonomen Handeln.

Die evolutiven Voraussetzungen für menschliche Autonomie und Kultur waren Antipathie-Prozesse, physisch ein sich Herauslösen und Emanzipieren aus den Naturbedingungen, biologisch eine Konzentration der Immunprozesse im Gehirn (6), geistig ein Sich-Abschotten gegen die Götter und ihre das Bewusstsein überwältigenden Vitalkräfte. Wir befinden uns in der Talsohle der Isolation und riskieren den Verlust der Lebenskräfte, die aus der Höhe kommen. Demenz, Depression und Krebs sind die entsprechenden Zeitsymptome. Wir müssen heute das Lebendige vom Ich her neu ergreifen, die Illusion vom Glück egostrategischer Lebenskonzepte überwinden und an einer Kultur arbeiten, die neues Leben zwischen den Menschen entstehen lässt. Hier ist nicht nur die rein biologische Tatsache, dass es immer weniger Kinder und damit auch immer mehr einsame Großeltern gibt, eine gesellschaftliche Dekadenz- bzw. Demenz befördernde Erscheinung, es ist auch die Kultur des Gesprächs, die

immer mehr in die Talkshows abwandert und damit das zwischenmenschliche Leben der passiv schweigenden Zuhörer austrocknet. Das gute Gespräch ist ein Grundelement menschlicher Kultur, wer kennt nicht seine befreiende und belebende Wirkung, wenn es ehrlich und offen geführt wird! Dauerhaftes, bedrückendes Schweigen ist ein Nährboden für unsere drei Zeitkrankheiten.
Die Götter haben ihre Lebens- und Sympathiekräfte offenbar vollständig in die Menschheit investiert, ihre Schöpfungspotenz kann sich zukünftig wohl nur über den freien Menschen realisieren. Das Göttliche ist nicht außerhalb oder irgendwo fern von uns als höhere externe Macht, sondern es ist innerhalb der menschlichen Ich-Substanz, wo es so unendlich geduldig und freizügig das Lebendige zur Verfügung stellt.

...nehmet und esset, denn das ist mein Leib, der für euch hingegeben wird...

Die vollkommen voraussetzungslose Verfügbarkeit des Lebens wird heute im geschäftigen Treiben nicht mehr realisiert, sie wird gar nicht bemerkt, geschweige denn verstanden. Die Aufgabe steht aber vor uns, die Frage nach dem Lebendigen in seiner biologischen, seelischen und geistigen Dimension mit aller Ernsthaftigkeit zu stellen, sonst werden wir die Krise, die uns als Krebs, Depression und Demenz entgegensteht, nicht bewältigen. Wenn wir von der Dämmerung des Lebendigen sprechen, ist damit der Doppelaspekt des aufgehenden und des untergehenden Lichts gemeint, dass jeder Abend immer auch einen neuen Morgen jenseits unseres bislang überschaubaren Horizonts bedeutet. Sowohl eine künftige Naturwissenschaft als auch eine neue Spiritualität werden an der Frage nach dem Lebendigen ansetzen müssen und sich darin auch erstmals wirklich begegnen können. In der anthroposophischen Geisteswissenschaft steht hier Grundlegendes zur Verfügung.

Es ist das Bezeichnende des modernen Egoismus, dass er in seinem fidelen Selbstbewusstsein keinerlei Bewusstsein für die Voraussetzungen seiner Existenz mehr aufwendet, und die „Kollateralschäden" dieser zum Teil hybrischen Ich-Experimente sind heute weniger die endlosen Friedhöfe, die die Machtbesessenen und Ego-Wahnsinnigen bisher in der Geschichte hinterlassen haben, sondern es sind die Weicheren, die Heiteren und sympathievoll Anteilnehmenden, es sind die Kindlichen, die Zukünftigen, sie sind die entkräfteten und ausgezehrten Opfer eines subtileren, meist gar nicht mehr personifizierbaren Despotismus, die am Rande der modernen Selbstverwirklichungs-Rennstrecken liegen bleiben.

Geh deinen Weg ruhig – mitten in Lärm und Hast,
und wisse,
welchen Frieden die Stille schenken mag.
Steh mit allen auf gutem Fuße, wenn es geht,
aber gib dich selber nicht auf dabei.
Sage deine Wahrheit immer ruhig und klar
und höre die anderen auch an,
selbst die Unwissenden, Dummen –
sie haben auch ihre Geschichte.
Laute und zänkische Menschen meide.
Sie sind eine Plage für dein Gemüt.
Wenn du dich selber mit anderen vergleichen willst, wisse,
daß Eitelkeit und Bitterkeit dich erwarten.
Denn es wird immer größere und geringere Menschen
geben als dich.
Freue dich an deinen Erfolgen und Plänen.
Strebe wohl danach weiterzukommen,
doch bleibe bescheiden.
Das ist ein guter Besitz im wechselnden Glück des Lebens.
Übe dich in Vorsicht bei deinen Geschäften. Die Welt ist voll Tricks und Betrug. Aber werde nicht blind für das, was dir an Tugend begegnet.
Sei du selber – vor allem; heuchle keine Zuneigung, wo du sie nicht spürst.
Doch denke nicht verächtlich von der Liebe, wo sie sich wieder regt.
Sie erfährt soviel Entzauberung, erträgt soviel Dürre und wächst doch

voller Ausdauer, immer neu, wie das Gras.
Nimm den Ratschluss deiner Jahre mit Freundlichkeit an.
Und gib deine Jugend mit Anmut zurück, wenn sie endet.
Pflege die Kräfte deines Gemüts,
damit es dich schützen kann,
wenn Unglück dich trifft,
aber überfordere dich nicht durch Wunschträume.
Viele Ängste entstehen durch Enttäuschung
und Verlorenheit.
Erwarte eine heilsame Selbstbeherrschung von dir.
Im Übrigen sei freundlich und sanft zu dir selbst.
Du bist ein Kind der Schöpfung, nicht weniger wie die Bäume und Sterne es sind. Du hast ein Recht darauf, hier zu sein. Und ob du es merkst oder nicht –
Ohne Zweifel entfaltet sich die Schöpfung so,
wie es sein soll.
Lebe in Frieden mit Gott, wie du ihn jetzt für dich begreifst.
Und was auch immer deine Mühen und Träume sind
in der lärmenden Verwirrung des Lebens –
halte Frieden mit deiner eigenen Seele.
Mit all ihrem Trug, ihrer Plackerei
und ihren zerronnenen Träumen –
Die Welt ist immer noch schön.

Max Ehrmann (1872-1945) (22)

Danksagung:

Gedankt sei Erich Schneeweiß für die Durchsicht und manchen wichtigen Hinweis.

Literatur

1. Baer, Udo; Innenwelten der Demenz, Affenkönig Verlag, 2007
2. Bauer, Joachim; Die Alzheimer Krankheit: Neurobiologie, Psychosomatik, Diagnostik und Therapie, Schattauer Verlag 1994
3. Bild der Wissenschaft 1/08, Zeit ist nur eine Illusion
4. Halle, Judith von, Die Demenzerkrankung, Verlag für Anthroposophie 2009
5. Hardtmuth, Thomas; Das verborgene Ich – Aspekte zum Verständnis der Krebskrankheit, Amthor Verlag Heidenheim 2003
6. Hardtmuth, Thomas; Mensch und Affe aus neuroimmunologischer Sicht, in Die Drei 10/09
7. Hardtmuth, Thomas; Denkfehler – Das Dilemma der Hirnforschung, Amthorverlag Heidenheim 2006
8. Jens, Tilman; Demenz – Abschied von meinem Vater, Gütersloher Verlagshaus 2009
9. Kniebe, Georg (Hg.), Was ist Zeit, Verlag Freies Geistesleben 1993
10. Krause, Frank, Wenn Kinderseelen rebellieren, in ‚Sonntag aktuell' v. 29.8.2010
11. Nietzsche, Friedrich, Die Fröhliche Wissenschaft, Kröner Verlag 1986
12. Neurology, Aug 2009, Cancer linked to Alzheimer disease but not vascular dementia
13. Reich, Wilhelm, Die Entdeckung des Orgons – Der Krebs, Kiepenheuer & Wisch, Köln 1971
14. Rossbauer, Maria, Aus dem Takt gebracht in ‚Die Zeit' Nr.13, 2010
15. Rosslenbroich, Bernd, Autonomiezunahme als Modus der Makroevolution, Martina-Galunder-Verlag, Nümbrecht 2007
16. Sloterdijk, Peter; Im Weltinnenraum des Kapitals, Suhrkamp Verlag 2005
17. Spork, Peter, In der depressiven Falle, Berliner Zeitung, 21. Nov. 2009

18. Steiner, Rudolf; Vortrag vom 14. April 1914 in Wien, GA 153
19. Steiner, Rudolf, Allgemeine Menschenkunde als Grundlage der Pädagogik GA 293, S.42 ff
20. Uxküll, Thure von (H.g.), Lehrbuch der Psychosomatischen Medizin, 1979
21. Wilber, Ken, Halbzeit der Evolution, Scherzverlag 1987
22. Dieses Gedicht wurde in der alten St. Paul Kirche Baltimore gefunden und zunächst für einen irischen Segen aus dem Jahr 1692 gehalten
23. www.alzheimer-alternativ-therapie.de/Analyse%20kropiunigg.htm
24. www.alzheimer-alternativ-therapie.de/Vortrag%Bauer.htm
25. www.psychotherapie-prof-bauer.de.html
26. www.welt.de/wissenschaft/medizin/article3022037/Maenner-sind-weniger-anfaellig
27. www.lvz-online.de/brennpunkte/content/25942558_mldg.html

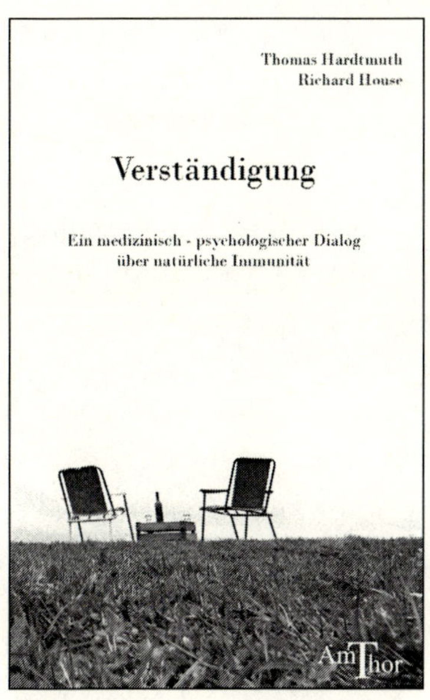

Thomas Hardtmuth

Verständigung

Ein medizinisch-psychologischer Dialog über natürliche Immunität

ISBN 978-3-934104-66-2

In diesem ausführlichen Interview-Dialog tauchen Dr.Thomas Hardtmuth und Richard House, Ph.D., tief in die Grundlagen des menschlichen Wohlbefindens ein, indem sie erschöpfend darlegen, was philosophisch und klinisch mit dem gegenwärtig vorherrschenden biomedizinischen Paradigma von Gesundheit und Krankheit nicht stimmt; wie diese Mängel im Verlauf der Covid-Krise deutlich geworden sind und welche Veränderungen eintreten müssen, damit eine radikale Neugründung eines wirklich ganzheitlichen Verständnisses von Gesundheit, Krankheit und Heilung möglich wird.

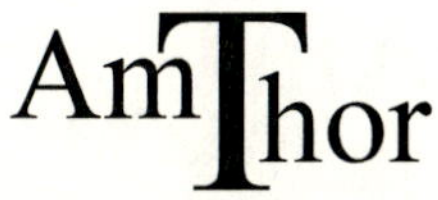

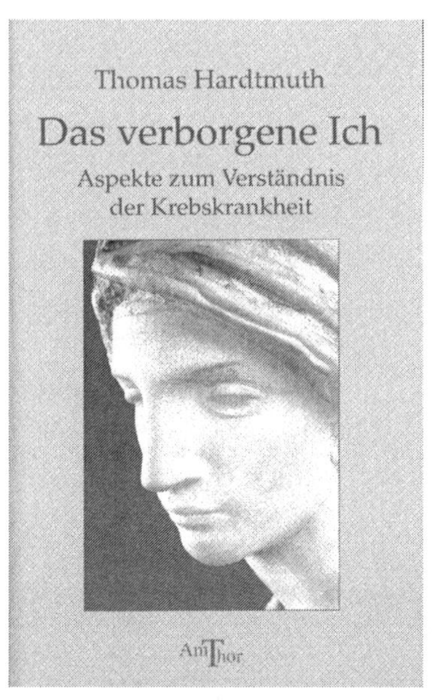

Thomas Hardtmuth

Das verborgene Ich

Aspekte zum Verständnis
der Krebskrankheit

ISBN 978-3-934104-09-9

Trotz aller medizinischer Bemühungen haben wir es heute mit einer immer weiteren Zunahme der Krebserkrankung zu tun. Das Buch möchte den Blick auf neue Perspektiven ermöglichen, alte Denkformen überwinden helfen und übergeordnete Zusammenhänge aufzeigen. Es wendet sich an all diejenigen, die mit dem Krebsproblem konfrontiert und auf der Suche nach einem tieferen Verständnis dieser Krankheit sind: Patienten, Angehörige, Pflegende, Ärzte, Therapeuten.

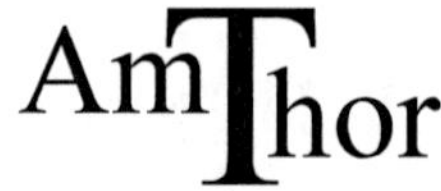

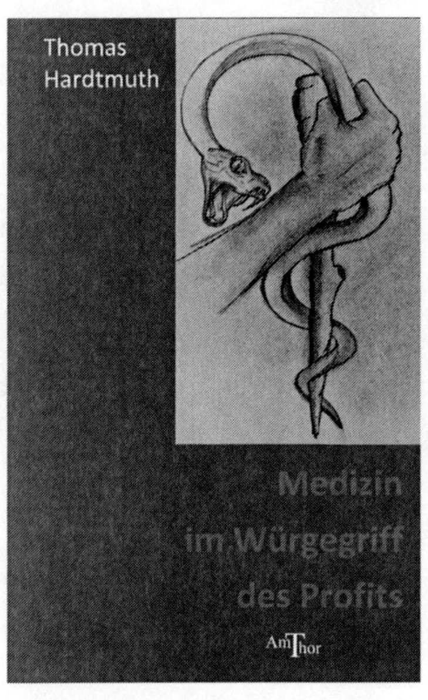

Thomas Hardtmuth

Medizin im Würgegriff

des Profits

Die Gefährdung der
Heilkunst durch die
Gesetze der Ökonomie

ISBN 978-3-934104-55-6

Die globale Gefährdung von Natur und Kultur durch anonyme ProfitInteressen macht auch vor dem Gesundheitswesen nicht halt. Menschliche Fürsorge, Zuwendung und angemessene Hilfe werden zunehmend durch die Vorgaben und vermeintlichen Sachzwänge einer ökonomischen Rationalität behindert. Dies führt zu einer wachsenden Entfremdung der helfenden Berufe von ihrer eigenen Identität.
Angst ist der Treibstoff im Medizingeschäft - ein Zeitgeist hat uns hier im Griff, gegen den nur eines hilft: Eigenständiges Denken, Mut und Besinnung auf den kulturellen Wert einer solidarischen Zivilgesellschaft.

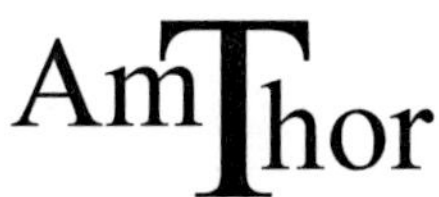

Thomas Hardtmuth

Mikrobiom und Mensch

Die Bedeutung der Mikroorganismen und Viren in Medizin, Evolution und Ökologie - Wege zu einer systemischen Perspektive

312 Seiten, gebunden, EUR 48.00,
ISBN 978-3-928914-52-9, salumed Verlag

»Zum einen enthält das Werk eine große, geradezu überwältigende Fülle an aktuellem, akkurat recherchiertem Fachwissen, welches ... in gut lesbarer Form präsentiert wird. Noch wichtiger als das Fachwissen erscheinen uns die Zusammenhänge, in welchen es, konsequent eingebettet, präsentiert wird ... Vielerorts wächst in den letzten Jahren die Einsicht, die kausal-analytische Methode durch einen integrierten systemwissenschaftlichen Denkansatz zu erweitern ... Nicht immer wird dieser Brückenschlag so gekonnt vollzogen, wie es Thomas Hardtmuth hier gelungen ist.«

Prof.Dr. Benjamin Bembé, Biologe

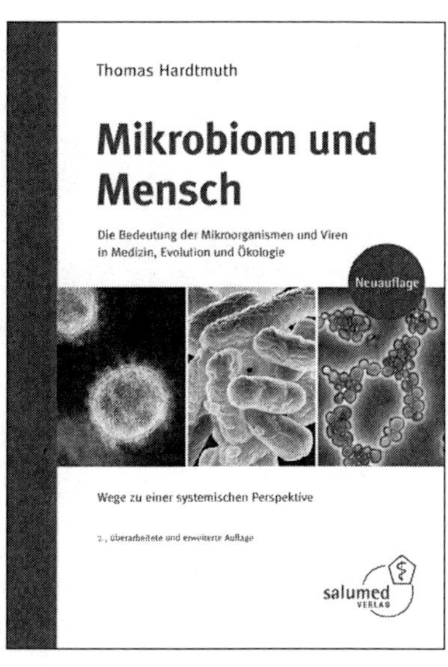

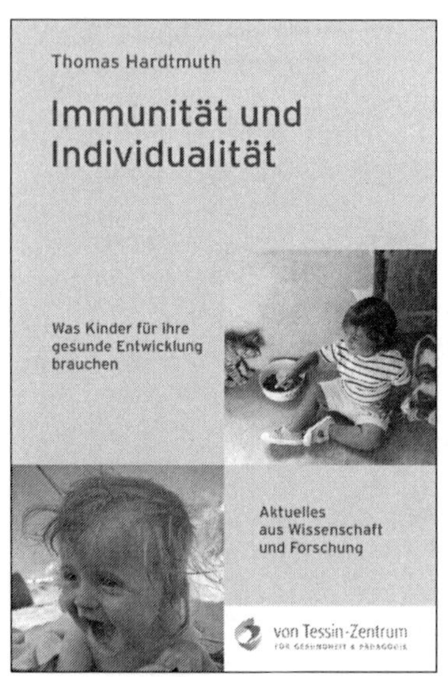

Thomas Hardtmuth

Immunität und Individualität

Was Kinder für ihre gesunde Entwicklung brauchen

80 Seiten, kartoniert, EUR 10.90,
ISBN 978-3-7235-1741-3, Verlag am Goetheanum

»Äußerst informativ, übersichtlich und allgemeinverständlich legt Thomas Hardtmuth eine Pflichtlektüre vor für alle, die mit Kindern und Jugendlichen zu tun haben und sich für die Entwicklung eines gesunden, leistungsstarken Immunsystems interessieren. Dieser Text enthält eine Fülle von aktuellen Untersuchungen, die die Zusammenhänge von Gehirnphysiologie und Mikrobiom, von Immunität und Individualität wissenschaftlich untermauern. Wer das Buch liest, fühlt sich nicht nur gut informiert, sondern auch tief menschlich angesprochen, seelisch erfrischt, durch neue Aha-Erlebnisse bereichert und motiviert, dieses Wissen in die Praxis umzusetzen.«

Dr.med. Michaela Glöckler, Ärztin